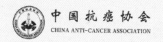

中国抗癌协会
CHINA ANTI-CANCER ASSOCIATION

神经肿瘤

中国肿瘤整合诊治指南（CACA）

CACA GUIDELINES FOR HOLISTIC INTEGRATIVE MANAGEMENT OF CANCER

2022

丛书主编 ◎ 樊代明

主　编 ◎ 陈忠平

U0244948

天津出版传媒集团

天津科学技术出版社

图书在版编目(CIP)数据

中国肿瘤整合诊治指南. 神经肿瘤. 2022 / 樊代明丛书主编; 陈忠平主编. -- 天津: 天津科学技术出版社, 2022.6
ISBN 978-7-5742-0114-9

Ⅰ.①中… Ⅱ.①樊… ②陈… Ⅲ.①神经组织肿瘤—诊疗—指南 Ⅳ.①R73-62

中国版本图书馆 CIP 数据核字(2022)第 104142 号

中国肿瘤整合诊治指南. 神经肿瘤. 2022
ZHONGGUO ZHONGLIU ZHENGHE ZHENZHI ZHINAN.
SHENJING ZHONGLIU.2022

策划编辑: 方　艳
责任编辑: 张建锋
责任印制: 兰　毅

出　　版:	天津出版传媒集团
	天津科学技术出版社
地　　址:	天津市西康路35号
邮　　编:	300051
电　　话:	(022)23332390
网　　址:	www.tjkjcbs.com.cn
发　　行:	新华书店经销
印　　刷:	天津中图印刷科技有限公司

开本 787×1092　1/32　印张 10.5　字数 194 000
2022年6月第1版第1次印刷
定价:99.00元

执　笔

孙晓非　汪　洋　王　翦　初曙光　李　智

中枢神经系统生殖细胞肿瘤

主　编

陈忠平　张　荣

副主编

卞修武　赵世光　马　军　夏云飞　张俊平

编　委（姓氏笔画排序）

万　锋	马　军	马　杰	卞修武	王广宇
王杭州	王举磊	王靖生	叶红英	申　戈
刘景平	孙晓非	朴浩哲	齐　林	初曙光
张玉琪	张俊平	张　荣	张　蓓	李　昊
李春德	杨群英	汪　洋	沈志鹏	邱晓光
陈　宏	陈忠平	林江凯	林志雄	罗飞宏
宫　杰	贺晓生	赵世光	赵　阳	赵　杰
夏云飞	高怡瑾	梁　平	黄若凡	黄圆圆
黄　翔	蒋马伟	靳　文	漆松涛	蔡林波
鞠　延				

执 笔

张 荣 高怡瑾 汪 洋 叶红英 陈 宏
张俊平 蔡林波 李春德 张玉琪 王靖生
漆松涛 初曙光 黄圆圆

中枢神经系统转移瘤

主 编

陈忠平 肖建平

副主编

卞修武 赵世光 马 军 夏云飞 张俊平

编 委（姓氏笔画排序）

万经海 于春江 马玉超 马 军 卞修武
王 洁 王贵怀 王恩敏 邓万凯 冯晓莉
任晋进 刘 峰 刘清峰 刘绮颖 孙晓南
孙博洋 庄洪卿 朴浩哲 毕 楠 牟永告
吴君心 吴 熙 张红梅 张学新 张俊平
张 烨 张 莉 张 蓓 李文良 李祥攀
杨学军 杨群英 沈春英 肖建平 苏 君
陈丽昆 陈忠平 易俊林 林 松 欧阳汉

罗　林　　姜雪松　　胡超苏　　赵世光　　赵　明

夏云飞　　夏海成　　徐建堃　　徐英杰　　莫立根

陶荣杰　　高献书　　曹依群　　曹建忠　　梁　军

梁碧玲　　黄圆圆　　黄晓东　　曾　敬　　鲁海珍

虞正权　　雷　聃　　薛晓英

执　笔

肖建平　　王　洁　　王贵怀　　万经海　　张红梅

冯晓莉　　马玉超

原发性中枢神经系统淋巴瘤

主　编

陈忠平　　朴浩哲

副主编

卞修武　　赵世光　　马　军　　夏云飞　　张俊平

编　委（姓氏笔画排序）

马　军　　卞修武　　王玉林　　王重韧　　车少敏

司马秀田　　刘凤强　　孙文洲　　朴月善

朴浩哲　　邢晓静　　吴　晖　　宋　嘉　　张俊平

张　烨　　李志铭　　李　娟　　李　祥　　杨学军

汪　洋　邱晓光　陈　一　陈　宏　陈忠平
陈徐贤　陈谦学　郑海鹰　姜　新　贺建霞
赵世光　钟　喆　闻淑娟　倪　炜　夏云飞
漆楚波

执笔人

朴浩哲　王玉林　司马秀田　李志铭
陈　宏
郑海鹰　姜　新

脑膜瘤

主　编

陈忠平　徐建国

副主编

卞修武　赵世光　马　军　夏云飞　张俊平

编　委（姓氏笔画排序）

丁新民　马　军　卞修武　方　芳　王宏勤
王跃龙　付晓红　任青青　刘志勇　刘志雄
刘健刚　印晓鸿　吕　粟　余化霖　张俊平
张家亮　张　敬　李贤彬　李蕴潜　杨咏波

杨　堃　　辛　涛　　陈忠平　　陈虹旭　　陈　罡

陈　铌　　陈超越　　姚小红　　柯　超　　赵世光

夏云飞　　徐建国　　贾　旺　　梁军潮　　梁锐超

惠旭辉　　曾云辉　　程宏伟　　潘亚文

执　笔

徐建国　　刘志勇　　曾云辉　　王跃龙　　陈虹旭

陈超越　　梁锐超　　任青青　　张　敬　　李贤彬

目录

第三篇　中枢神经系统转移瘤

神经肿瘤

第五篇　脑膜瘤

神经肿瘤

第一篇 髓母细胞瘤

—— 第一章 ——

概述

　　髓母细胞瘤（Medulloblastoma，MB）是起源于小脑早期神经祖细胞的胚胎性恶性肿瘤，是儿童期最常见的恶性脑瘤。MB标准治疗策略是根据危险因素进行分层治疗。基本策略是手术联合全脑全脊髓放疗和辅助化疗。MB确切的预后因素包括手术切除程度、诊断时年龄、临床分期、病理类型和分子亚型。经手术、放疗和化疗规范的整合治疗，目前年龄≥3岁的标危型MB5年无复发生存率>80%，高危型MB约为60%。而年龄<3岁的MB因放疗有远期副作用，需延迟放疗或不做放疗，生存率30%~70%。手术、放疗和化疗组成的多学科整合诊治模式（MDT to HIM）提高了MB的生存率。但常伴严重远期副作用，如智力下降、生长发育迟缓、内分泌功能紊乱、神经认知功能损伤和继发第二肿瘤等，促使学界正在探索更加合理的整合治疗策略，以降低远期副作用。近年对MB基因分型及其预后意义的研究已达成共识，将MB分成

四个分子亚组：WNT、SHH、Group 3 和 Group 4，四个亚组的组织起源、年龄分布、分子特征和临床结局均有不同。每个亚组又可再分多个亚型。目前国际上已经开展多项将 MB 分子亚型纳入危险分层，调整 MB 治疗策略和治疗方式的临床研究，结果将有可能改变目前 MB 诊治策略。

MB 要达到良好治疗效果，多学科合作整合治疗（MDT to HIM）是前提，规范化治疗是基本保障。随着 MB 分子生物学进展和新的临床研究结果呈现，需要在原有规范治疗基础上与时共进。为此，我们参考国内外相关临床研究结果和经验，对 MB 制定相应的整合诊疗指南。希望有助于 MB 的规范诊疗和进一步提高 MB 的生存率和减低远期副作用。

流行病学

MB是儿童最常见的胚胎性脑瘤，占所有儿童中枢神经系统（CNS）肿瘤的20%、后颅窝肿瘤的40%、中枢神经系统胚胎性肿瘤的63%。70%的MB发生在10岁以下儿童。MB发病呈双峰型，发病高峰在3~4岁和8~9岁。中位发病年龄8岁。男性多于女性（1.8:1）。10%~15%的MB发生在婴儿期。MB在成人期罕见，仅占成人CNS肿瘤<1%。大约5%的MB患者有遗传性癌症易感综合征的背景。

—— 第三章 ————————————————

预防

第一节　环境因素

MB形成的环境因素仍然未知，目前还不能从环境因素对MB发生进行预防。

第二节　遗传因素

MB形成与某些遗传性癌症易感综合征和胚系基因突变相关。已证实大约5%的MB有遗传性癌症易感综合征的背景。SUFU、PTCH1、APC、TP53、BRCA2、PALB2等胚系基因突变与MB的发生相关。认识这些癌症易感综合征和相关基因突变，有助于MB的预防和早诊。

（1）戈林综合征（Gorlin syndrome）也称基底细胞痣综合征或痣样基底细胞癌综合征，与胚系PTCH1和SUFU基因突变相关。Gorlin综合征是一种常染色体显性遗传病，表现发育异常、骨囊肿。患基底细胞癌和MB风险增加，尤其是放疗后的皮肤易患基底细胞癌。与MB的SHH亚型相关。

（2）李法美尼综合征（Li-Fraumeni syndrome）与胚系 TP53 基因突变相关，是常染色体显性遗传癌症易感综合征。可引起家族性各种癌症发生，包括骨和软组织肿瘤、乳腺癌、肾上腺皮质癌和各种脑瘤（MB，高级别胶质瘤、脉络丛癌）等。与 MB 的 SHH 亚型相关。

（3）特科特综合征（Turcot syndrome）与胚系 APC 基因突变相关，是常染色体显性遗传。结直肠癌和 CNS 肿瘤发生风险增加，特征为家族性多发性结肠腺瘤性息肉伴中枢神经系统恶性肿瘤。与 MB 的 WNT 亚型相关，罕见与 SHH 亚型相关。

（4）范可尼贫血（Fanconi anemia）与胚系 BRCA2 突变相关，是一种罕见的常染色体隐性遗传性血液系统疾病，属于先天性再障。这类病人除有典型再障表现外，还伴多发性先天畸形、发育异常、骨髓衰竭，易患 MB。

（5）鲁宾斯坦–泰比综合征（Rubinstein–Taybi syndrome）与胚系 CREBBP 突变相关。小头畸形，生长缺陷，畸形，智力残疾，脑瘤风险增加。

— 第四章 —

早诊和筛查

MB属于CNS胚胎性肿瘤，进展迅速。通常出现临床症状后才被诊断，这对于早诊和筛查具有挑战性。然而，MB与某些遗传性癌症易感综合征和胚系基因突变有关，检测这些易感基因可能有助于早诊和筛查。

第一节　遗传咨询和遗传检测

对伴有MB发病相关的遗传性癌症易感综合征的患者，需行遗传咨询和相关基因检测。对已确诊为APC^{mut} WNT和SHH伴胚系突变的MB患者和家属也需行遗传咨询和基因检测。检测MB发病相关的胚系突变基因对受累的儿童、兄弟姐妹、父母以及潜在的其他家庭成员在癌症检测、预防、诊断和治疗都有重要的作用。

第二节　定期颅脑MRI检查

推荐采用脑MRI检查MB。对Li-Fraumeni综合征

（伴有TP53胚系突变）患者的亲属进行MB筛查已达成共识，对致病性TP53胚系变异个体进行每年一次脑部MRI检查，已被证明可行，且早期肿瘤检测与长期生存改善相关。戈林综合征（痣样基底细胞癌）涉及SHH途径的胚系突变（PTCH1和SUFU突变），每一个与SUFU基因突变相关的患者通常会在3岁之前发生MB（SHH型）。因此，推荐对伴有SUFU基因突变的携带者，在出生后头几年进行脑部MRI检查。Turcot综合征患伴有APC基因胚系突变的患者，易患MB（WNT型）。需要定期颅脑MRI检查。总之，患有MB发病相关的遗传性癌症易感综合征，或通过基因筛查检测到与MB发病相关的胚系基因的个体，需定期颅脑MRI检查。

— 第五章 —

诊断

第一节 临床表现

1 颅内压增高

MB发生在后颅窝，约80%的MB发生于第四脑室区域，肿瘤生长可致第四脑室和中脑导水管受压、堵塞，导致梗阻性脑积水形成引起颅内压增高，表现为头痛、呕吐、视物模糊，嗜睡、甚至意识改变等。

2 共济失调

约20%MB以小脑功能障碍发病，表现为共济失调、步态异常，走路不稳。

3 颅神经、脑和脊髓侵犯

颅神经受压可致复视，斜视，小脑或脑干受压可致眩晕，肿瘤压迫延髓可表现吞咽呛咳和锥体束征，如肌张力及腱反射低下。脊髓转移灶可致背部疼痛、截瘫等。

4 婴儿独特症状表现

婴儿 MB 表现更加多变，可为非特异性的嗜睡、眼球运动异常，眼睛向下斜视（落日征）、精神运动延迟、发育迟缓和喂养困难。婴儿囟门 18 个月前还未闭合，颅内高压症状可因囟门隆起和大头畸形而获暂时缓解，容易延迟诊断。

第二节　影像学诊断

无论成人和儿童，MB 是影像表现相对有特征的一类肿瘤。虽然 MB 在 CT 影像上具有一定特征，但MRI 仍是影像学诊断和评估的首选方法。

1 髓母细胞瘤影像表现

1.1 部位

肿瘤发生于后颅窝，儿童多见于中线，成人常见于小脑半球。好发部位依次是中线蚓部/四脑室区、小脑半球、桥臂/CPA 区；MRI 与分子分型对应研究显示，WNT 型 MB 常见于桥臂/CPA 区并沿着四脑室侧隐窝生长，SHH 型多见于小脑半球，group3/4 型多见于中线/累及小脑蚓部和四脑室。因有重叠，目前基于常规 MRI 特征术前尚无法准确区别 MB 分子亚型。

1.2 特征影像表现

典型MB表现为小脑蚓部脑实质内球形或分叶状肿块，常伴四脑室受压向前移位，可出现梗阻性脑积水。

CT：实性或囊实性肿块，实性部分CT平扫呈较均匀稍高密度，可有点状、线状或粗大钙化。增强扫描可见较均匀中等程度强化。

MRI：T1W肿块呈欠均匀低信号，常见囊变；T2W呈高/低混杂信号，肿瘤实性部分T2W信号较低，和肿瘤细胞密集、细胞核浆比高等组织学特点相关；也是基于上述组织学改变，DWI常见扩散受限，ADC呈低信号。有研究显示，group 3/4肿瘤实性部分ADC值更低；增强后，多数肿瘤呈较均匀明显强化，此时囊变显示更清楚，且囊多见于实性强化灶周边。部分病例实性肿瘤病灶无强化；ASL扫描，实性肿瘤部分可呈明显高灌注；PWI可见轻至中度灌注增加；MRS可见病灶choline，taurine和lipid升高，NAA下降。

MB易通过脑脊液播散至软脑膜和椎管内，故术前增强全脑和全脊髓MRI检查是必要的，且增强后Flair扫描有助于软脑/脊膜种植肿瘤病灶显示。

2 髓母细胞瘤疗效的影像评估

2017年，国际儿童神经肿瘤疗效评估委员会

（RAPNO）制定并发布了"髓母细胞瘤及软脑膜种植肿瘤"治疗反应评价共识，推荐用于儿童和成人MB，以及其他软脑膜种植肿瘤。目的是在开始治疗前对病人进行可靠的危险分层及提高临床试验的可比性。推荐包括：

2.1 使用MRI评价脑和脊髓

（1）头颅MRI

扫描时间：术后72小时内完成扫描。当残留肿瘤无法明确时，术后2~3周进行颅脑MRI复查。治疗期间评价治疗反应需要每2个治疗周期扫描一次MRI，特殊情况建议不要少于每3个月一次。

扫描序列：常规MRI平扫及增强：平扫T1/T2/Flair/DWI，增强后推荐3D扫描，如是2D扫描，需要扫描2个方向的切面，且层厚≤4mm。对可疑软脑膜播散病例，推荐常规增强后T1后，增加一个增强后Flair序列，以提升软膜病变检出率。

（2）脊髓MRI

扫描时间：MB软脑/脊膜播散常见，可发生于MB全过程，但目前对脊髓MRI筛查时间无统一标准。总体来说，理想状态是术前即进行脊髓MRI筛查，如果无条件筛查，则推荐术后72小时内完成脊髓MRI扫描。如果此时评价困难，推荐术后2~3周后复查脊髓MRI。

扫描序列：推荐平扫采用3D T2，增强T1可接续在头颅MRI增强扫描后，无需再次注射造影剂，横断面增强T1可行2D（层面4~5mm）或3D扫描。

2.2 髓母细胞瘤危险分层关注的MRI指标

需要关注残留肿瘤负荷，软脑/脊膜播散等影像指标。

第三节 病理组织学诊断

MB是发生于小脑的独特的胚胎性肿瘤，有组织学分型和分子遗传学分型，两种分型间有不同程度联系，但又非一一对应。根据WHO 2016和2021分类定义，MB分为以下四种组织学亚型。

1 经典型髓母细胞瘤（classic medulloblastoma）

最常见，占MB的70%以上，组织学特点是细胞密度明显增高，核呈圆形、卵圆形、瓜子形，体积小至中大小，几乎无明显细胞质，瘤细胞间也缺乏网状纤维。低倍镜下常呈实体性和浸润性生长方式，有时可见"Homer-Wright（H-W）"菊形团和"流水样"平行排列。细胞密度高，细胞核排列常很拥挤并伴不同程度多形性，除非是间变型MB亚型，细胞核多形性并不显著。除了大细胞亚型MB，瘤细胞核仁一般不明显，但常有显著有丝分裂，并可见病理性核分裂象。小灶或单个细胞的坏死常是以核碎裂形式出现，也可见大片肿瘤凝固性坏死灶，但罕见类似于胶质母细胞瘤中的"假栅栏状"坏死，间质血管内皮增生也不显著。瘤细胞可沿软膜播散，形成类似于小脑发育中的"外颗粒层"结构，但更常见的浸润是向周围邻近脑实质、蛛网膜下腔和沿血管周围Virchow-Robin腔播散。

2 促纤维增生/结节型髓母细胞瘤（desmoplastic/nodular medulloblastoma）

多见于小脑半球，而非第四脑室，占MB的20%，但在年龄<3岁者中则占47%~57%。特征是在细胞密度高、增殖活跃和富含网状纤维的小圆形肿瘤背景下，出现灶性有分化的、细胞密度较低和无网状纤维的结节（苍白岛）。结节内为丰富神经毡成分和不同分化阶段的神经细胞。该亚型的组织学诊断标准是必须观察到网状纤维缺乏的结节和结节间丰富的网状纤维同时存在。如只有结节状结构而无网状纤维背景，或只有网状纤维背景而无结节均不能诊断为该亚型。该亚型最常发生于3~16岁儿童，也可发生于年轻成人，但很少发生于老年人。网状纤维丰富的区域细胞体积小、密度高，核分裂活跃，Ki-67指数高，无网

状纤维的结节增殖活性较低，显示更多的神经元分化和少量的神经胶质分化。

3 广泛结节型髓母细胞瘤（medulloblastoma with extensive nodularity，MBEN）

发生率较低，约占 MB 的 3%，几乎只发生在婴儿，其实是促纤维增生/结节型 MB 的发展延伸，无网状纤维的苍白岛区域明显扩大，占据肿瘤主体，结节间富含网状纤维的小圆形细胞成份明显减少。以致当结节特别大时，影像学或大体检查时肿物呈"葡萄串状（grape-like）"结构。在结节内，瘤细胞显示较明显的神经元分化和部分星形细胞分化，背景具有丰富的神经毡结构，与外周神经系统的分化型神经母细胞瘤相似，因此曾被描述为"小脑神经母细胞瘤"。少数病例在经放、化疗后瘤细胞可分化成熟为神经节样细胞。

4 大细胞/间变型髓母细胞瘤（large-cell/anaplastic medulloblastoma）

约占 MB 的 10%，可见于任何年龄段。大细胞亚型是指肿瘤由体积较大的瘤细胞组成，具有泡状核和突出的核仁，并具有神经元分化。大细胞成份可以与其他常见的小圆细胞性 MB 成份共存，但具有更强的侵袭性生物学行为。间变型亚型是指瘤细胞具有明显的胞核多型性和异型性、核分裂象高度活跃，并可见细胞凋亡。间变型 MB 的发生率是大细胞型 MB 的 10 倍以上（10：1），且大细胞型 MB 也常有间变性特征，很少有"纯的"大细胞型肿瘤，因此将二者合为一个 MB 组织学亚型。

5 其他

除了上述几个特殊亚型外，MB 还有 2 个特殊组织学结构（histological pattern），尽管与预后无关，缺乏明确的临床意义，但因罕见易误诊为其他肿瘤。①MB 伴肌源性分化（medulloblastoma with myogenic differentiation），既往称为髓肌母细胞瘤（medullomyoblastoma），其组织学特征是在经典的 MB 中含有散在分布的横纹肌母细胞或成熟的骨骼肌细胞，细胞质嗜酸性或偶见横纹结构，免疫组化染色表达 Desmin 和 MyoD1 等横纹肌细胞标记。②MB 伴黑色素分化（medulloblastomas with melanotic differentiation），既往称黑色素性 MB（melanotic medulloblastoma），特征是灶性瘤细胞胞质含黑色素，部分呈管状、乳头状或簇状排列，部分散在随机排列。还有一些 MB 可伴有视网膜、软骨、骨和上皮分化，其生物学行为与经典型 MB 相似，不具独特的临床预后意义。

第四节 分子分型

根据2016年和2021年WHO分类，MB主要分为以下几种分子亚型：WNT活化型MB；SHH活化型MB（TP53突变型和TP53野生型）；非WNT/非SHH活化型MB（Group 3，Group 4）。每种亚型与不同的基因组特征、临床行为和预后相关。

1 WNT活化型髓母细胞瘤（Medulloblastoma，WNT-activated）

WNT活化型MB约占MB的10%，主要发生于4岁至年轻成人（中位年龄约11岁），男女比均衡，形态上常有经典型组织学特征，极少为间变型亚型。一般预后良好，5年生存率超过95%。该亚型主要分子遗传学特征为6号染色体单体和/或CTNNB1基因体细胞突变（编码β-catenin蛋白），是大多数该亚型的标志性遗传事件（约85%），其余患者则可出现腺瘤性肠息肉病（APC）基因胚系变异。其他常见的基因变异还包括DDX3X、SMARCA4和TP53。据诊断年龄和6号染色体单体状态可将WNT活化型MB分为WNTα（中位年龄10岁和6号染色体单体）和WNTβ两个亚型（中位年龄20岁），但目前对两个亚型的预后差异有争议。

2 SHH 活化型髓母细胞瘤（Medulloblastoma，SHH-activated）

约占 MB 的 25%，有两个明确发病年龄群，小于 3 岁的婴儿和大于 17 岁的成人，约占这些年龄组病例的三分之二。在儿童和青少年期少见。发病中男性多见（男：女 =2：1）。SHH 型 MB 主要的组织学特点是促纤维增生/结节型（包括广泛结节型）。典型的分子遗传学特征是相关基因发生胚系或体细胞突变、扩增、缺失等变异，涉及的基因主要为 PTCH1、SUFU、SMO、GLI2、TERT、TP53 等。常见染色体变异包括 9q、10q、14q 和 17p 染色体丢失，以及 2 号和 9p 染色体的增加。

据 TP53 状态 SHH-活化型 MB 可分为"TP53 突变型"和"TP53 野生型"，两者的临床特征有明显不同。2016 年 WHO 的分类将伴有 TP53 突变的 SHH 型 MB 确定为一个独特实体。大约 25% 的 SHH 活化型 MB 有 TP53 突变，其中 TP53 胚系突变比例较高。肿瘤常为大细胞间变型组织学。患者通常年龄在 5 至 18 岁间，预后较差，5 年 OS 低于 50%。

SHH 活化型 MB 还可分为 4 个分子亚型，分别是 SHH α、β、γ 和 δ 亚型。其中 SHH α 和 δ 亚型分别发生于儿童/青少年（中位年龄 8 岁）和成人（中位年龄

26岁），SHH β和γ亚型均发生于婴儿（中位年龄分别为1.9岁和1.3岁）。SHH α亚型主要指标是TP53基因突变，其他涉及的分子变异包括MYCN和GLI2基因扩增，少数PTCH1基因突变，染色体变异包括9q、10q、17p缺失，9p增加，5年生存率70%。SHH β亚型主要的分子变异是PTCH1和KMT2D基因突变、SUFU基因突变或缺失、PTEN基因缺失，染色体变异主要特征是2号染色体增多，5年生存率67%。SHH γ亚型的主要分子变异是PTCH1、SMO和BCOR基因突变，PTEN基因缺失，染色体变异是9q缺失，5年生存率88%。SHH δ亚型PTCH1基因突变和TERT启动子突变，染色体变异包括9q和14q缺失，5年生存率89%。另一项临床研究（SJYC07）显示年龄6岁（大部分<3岁）以下婴儿和儿童MB，采用DNA甲基化芯片可分出两种亚型iSHH-Ⅰ和iSHH-Ⅱ，其预后明显不同。iSHH-Ⅰ生存率明显低于iSHH-Ⅱ（5年PFS27.8% vs. 75.4%；其中低危组：22.2% vs. 90.9%）。

3 非WNT/非SHH活化型髓母细胞瘤（Medulloblastoma，non WNT/non SHH）

包括Group 3（G3）和Group 4（G4）两个亚型，但二者并非同一细胞起源。G3亚型约占MB的25%，主要发生于婴儿和儿童，超过18岁的人群中几乎不发生，G4亚型约占35%，可见于所有年龄人群。两个亚型均是男性占比高，男女比达2：1或更高。组织学分型基本是大细胞/间变亚型和经典型，但大细胞/间变亚型主要见于G3亚型中。MYC基因扩增是G3亚型最特征的分子变异，且与较差的预后关系密切。MYCN和CDK6基因的扩增则是G4亚型较为显著的分子变异。17q等臂染色体（Isochromosome 17q）在两个亚型中都常见（>50%），是较为特征的染色体异常。

　　G3和G4亚型在发生人群、组织学亚型和分子遗传学特征有高度重叠，明确区分两型有时是困难的。近年根据基因表达和DNA甲基化等特征区分G3和G4亚型，还可进一步细分为8个亚群，更好地与临床生物学行为相联系。亚群Ⅰ最少见，由原G3和G4型肿瘤混合组成，主要分子变异是GFI1和GFI1B基因活化和OTX2基因扩增，无染色体异常，5年生存率77%。亚群Ⅱ、Ⅲ、Ⅳ均为原G3型肿瘤，其中Ⅱ、Ⅲ亚群有特征性MYC基因扩增预后较差。亚群Ⅱ的主要分子变异是MYC基因扩增、GFI1和GFI1B基因活化、KBTBD4、SMARCA4、CTDNEP1、KMT2D基因突变，染色体变异包括少量17q等臂染色体、8号染色体和1q增多，5年生存率50%。亚群Ⅲ的主要分子变异是少数MYC基因扩增，染色体变异有17q等臂染色体、7号染色体增多和10q缺失，5年生存率43%。亚群Ⅳ

主要发生在婴幼儿（中位年龄3岁），非婴儿患者的预后较好，而婴儿的PFS较低，提示全脑全脊髓放疗可能是亚群IV的独立预后因素。亚群IV目前无发现驱动基因变异，也无17q等臂染色体，主要染色体变异包括7、14号染色体增多，以及8、10、11、16号染色体缺失，5年生存率80%。亚群V、VI、VII主要是原G4型肿瘤，但也少量混有G3型肿瘤。亚群V的主要分子变异是MYC和MYCN基因扩增，染色体变异包括7号染色体增多、17q等臂染色体和16q缺失，5年生存率59%。亚群VI的分子异常主要有PRDM6基因活化和少量MYCN基因扩增，染色体异常包括7号染色体增多、17q等臂染色体和8号、11号染色体缺失，5年生存率81%。亚群VII主要是KBTBD4基因突变，7号染色体增多和8号染色体缺失，少数17q等臂染色体，5年生存率85%。亚群VIII最多见且均为原G4型肿瘤，主要发生在较大的儿童（中位年龄10岁），主要分子变异有PRDM6基因活化、KDM6A、ZMYM3和KMT2C基因突变，染色体变异只有17q等臂染色体，5年生存率81%。尽管亚群VIII的5年生存率较高，但常出现晚期复发而死亡，是这个该亚群独特的临床表现。

用DNA甲基化芯片可以准确获得上述的各种MB分子亚型。二代测序方法不能可靠区分Group 3和

Group 4亚型。DNA甲基化芯片是确定MB各亚组以及亚组结构内各亚型的金标准。目前国际上推荐采用DNA甲基化芯片分析鉴定MB亚群，以获更加准确的MB分子分型，用于临床精准的危险分层和治疗。

第五节 分期评估和临床分期

1 分期评估

肿瘤侵犯范围评估对于临床分期、危险度分层和后续治疗方案选择非常重要，需行术前、术中和术后评估。据评估结果将患者分为局限期和转移期。分期常规检查必须包括全脑全脊髓MRI检查和脑脊液瘤细胞学检测。单纯采用其中一项，诊断肿瘤软脑膜浸润的遗漏率达14%～18%。具体评估内容如下：

1.1 术前肿瘤评估

颅脑MRI平扫+增强；全脊髓MRI平扫+增强（条件许可）。

1.2 术中肿瘤评估

肿瘤大小和位置，肿瘤与周围组织关系、有无颅内扩散；肿瘤切除程度等。

1.3 术后评估

（1）颅脑MRI复查：术后颅内肿瘤残留灶评估最好是术后72小时内颅脑MRI平扫+增强检查。如术后有广泛实质改变，有可能掩盖残留肿瘤，建议术后2~3周行再次脑MRI检查。

（2）脊髓MRI复查：全脊髓MRI检查应在术后72小时内进行。对出现广泛术后强化硬膜下积液的患者，建议术后2~3周再行全脊髓MRI平扫+增强检查。

（3）术后脑脊液细胞学检查：术后14天或术后治疗前必须进行脑脊液瘤细胞检查。

（4）其他检查：胸片、腹部B超、心电图、血象、生化功能、内分泌等常规检查。骨髓和骨扫描不作常规检查，除非出现相应症状或者血象异常。

1.4 术后肿瘤残留病灶的程度定义

A.肿瘤肉眼全切除/近全切除：指术后无或仅残留肿瘤病灶≤1.5 cm^2；

B.肿瘤次全切除：指术后残留可测量的肿瘤病灶>1.5 cm^2；

C.活检：肿瘤未切除，仅是取肿瘤组织标本活检。

2 临床分期（参照Chang分期系统）

2.1 局限期

M0：肿瘤局限，无转移证据。

2.2 转移期

M1：仅脑脊液肿瘤细胞阳性；

M2：小脑−大脑蛛网膜下腔和/或侧脑室或第三脑室肉眼结节状种植；

M3：脊髓蛛网膜下腔肉眼结节状种植；

M4：颅外转移。

第六节 危险分层

危险分层旨对影响预后的相关危险因素行预后分层，为临床制定精准分层治疗提供依据。MB 主要根据初诊年龄、术后肿瘤残留病灶程度、临床分期、病理亚型和分子亚型等因素进行危险分层。根据治疗毒性风险因素和复发风险因素，将初诊 MB 分为年龄≥3 岁和年龄<3 岁两大治疗队列。每一队列都行相应危险分层。

1 年龄≥3 岁髓母细胞瘤

（1）标危：肿瘤完全切除或近全切除，残留病灶≤1.5cm^2，而且无转移（M0）。

（2）高危：肿瘤次全切除，残留病灶>1.5 cm^2；肿瘤转移；神经影像学播散性转移证据。术后 14 天腰穿或脑室脑脊液瘤细胞阳性或颅外转移；病理示弥漫间变型。见表 1−5−1。

2 年龄<3 岁髓母细胞瘤

（1）标危：需同时符合下述标准：肿瘤完全切除

或近全切除（残留病灶≤1.5cm²），无扩散转移（M0）和病理亚型为促纤维增生型和广泛结节型。见表1-5-1。

（2）高危：除标危外全部定为高危。见表1-5-1。

表1-5-1　髓母细胞瘤危险分层（不含分子亚型）

初诊年龄≥3岁	
标危	肿瘤完全切除或近全切除（残留病灶≤1.5cm²），无扩散转移（M0）
高危	手术次全切除（残留病灶>1.5cm²）
	扩散转移（M1–M4）
	病理组织学弥漫间变型
初诊年龄<3岁	
标危	需要同时满足以下条件：肿瘤完全切除或近全切除（残留病灶≤1.5cm²），无扩散转移（M0）病理亚型为促纤维增生型和广泛结节型
高危	除标危外全部定为高危

3　结合分子亚型的危险分层

在现有危险分层基础上结合分子亚型和基因组信息，对MB进行更精准危险分层，从而给予最佳治疗策略尚待临床研究确定。近年来，MB的分子亚型正被整合到危险分层的模式中，并正在进行前瞻性临床研究。目前共识是在原有危险分层基础上结合分子分型将年龄≥3岁的MB分为4个危险组：①低风险（>90%生存率）；②中风险（75%~90%生存率）；③高风险（50%~75%生存率）；④极高风险（<50%生存率）。表1-5-2是可供参考的MB结合分子亚型的危险分层。

表1-5-2 年龄≥3岁髓母细胞瘤结合分子亚型的危险分层

	WNT	SHH	Group 3	Group 4	生存率
低危	<16岁且无转移			无转移伴11号染色体丢失	>90%
中危		TP53野生型 ● 无 MYC 扩增 ●无转移	无转移和无 MYC 扩增	无转移和无11号染色体丢失	75%~90%
高危		1或2个 ●转移 ●MYC扩增		转移	50%~75%
极高危		TP53突变	转移		<50%
不详	LCA[a],转移		无转移伴MYC扩增LCA[a]染色体17q	LCA[a]	

注：a. LCA：大细胞/间变型MB

—— 第六章 ——

初诊髓母细胞瘤的治疗

第一节 手术治疗

1 肿瘤切除

（1）目的：外科手术是 MB 标准治疗的重要部分，目的是尽可能安全地最大程度切除肿瘤、明确诊断、重建脑脊液循环。原则是尽可能减少正常脑组织损伤前提下实现肿瘤的最大切除。

（2）手术方式：第四脑室区肿瘤多采用枕下后正中经小脑延髓裂入路，利用自然间隙，避免对小脑蚓部和小脑半球的损伤。小脑脚区肿瘤可采用枕下乙状窦后入路切除；小脑半球肿瘤可采用后正中一侧拐或旁正中开颅切除。如术中发现肿瘤侵及脑干，则不应盲目追求全切，以防严重不良后果，需结合电生理监测行脑干面肿瘤切除。术中严格保护术区周边结构，尤其脑脊液流动的通路，避免导致瘤细胞播散。切除程度和患儿预后相关，术后肿瘤残余大于 $1.5\,cm^2$ 者在临床上被归为高危组，需要更加激进的治疗，预后也相对较差。术后72h内行颅脑MR检查评价肿瘤切除程度。对直径超过2cm的复发肿瘤，可再次手术，以减少肿瘤负荷，缓解对周围组织的压迫。

2 脑积水的处理

因存在导致小脑上疝及肿瘤腹腔播散风险，不常规建议术前行脑室腹腔分流术。肿瘤切除术前行脑室镜下第三脑室底造瘘、切除术中留置外引流管，是处理MB合并梗阻性脑积水的主要方法。术后外引流管先持续夹闭，保持一定脑脊液的向下压力，有利于脑脊液循环通路建立。确认无颅内高压后，72小时内拔除外引流管。对小于3岁、伴软膜下肿瘤播散的MB导致的脑积水，首选脑室腹腔分流，因此类患儿肿瘤切除术后脑积水很难缓解（脑脊液吸收障碍），不做分流，术后皮下积液极难缓解。处理脑积水同时，需尽可能减少肿瘤细胞随脑脊液流动而产生播散风险。术后结合颅内压监护、临床表现及影像判断脑积水是否得以解除。肿瘤全切或近全切后，中脑导水管充分开放，约80%患儿脑积水可同时缓解。如术后或在放化疗中出现脑室扩大，颅高压表现，且不能缓解，可行脑室腹腔分流术治疗脑积水。

3 手术并发症处理

（1）小脑性缄默综合征：是 MB 术后最常见并发症，发生率可高达 39%，是一种以术后语言功能障碍、运动功能障碍、情感功能障碍和认知障碍为特征的复杂临床综合征。患儿在术后立即或术后 2～10 天内出现缄默，不能讲话。同时表现为肌力及肌张力下降、共济失调、不自主运动；情感上表现复杂，有的为情绪不稳定，容易暴躁；有的为淡漠，缺乏情感回应；同时可能伴有吞咽功能障碍等脑干功能障碍表现。男性、肿瘤位于中线是小脑性缄默综合征的高危因素。目前发病机制尚不清楚，可能与齿状核与小脑中、下脚术中被干预有关。尽管多数患儿经 1～3 个月可以从缄默中恢复，开始讲话，但是运动功能障碍常会持续较长时间，严重影响生活质量。少数患儿会出现永久性缄默。目前尚无明确治疗方案，有报道溴隐亭有一定疗效，言语和咽喉功能训练对康复有重要作用。

（2）反复颅内感染：骨瓣开颅、严密缝合硬膜、消灭入路死腔、控制脑积水等可降低皮下积液发生率，同时减少颅内感染风险。术野反复冲洗和术后积极腰穿是减少颅内感染的重要方法。

（3）术后后组颅神经麻痹：肿瘤侵蚀延髓或侧隐窝，后组颅神经受累可致呛咳，声音嘶哑，术后应鼻饲，必要时气管切开。

第二节　放射治疗

1　放疗策略

1.1　初诊年龄≥3岁MB放疗

（1）放疗时机：肿瘤切除术后应尽早放疗，延迟放疗可能导致预后欠佳，理想的开始放疗时机在术后4~6周内。应尽量避免因机器维修和假期等因素造成不必要的放疗中断，在SIOPPNET-3研究中，术后开始放疗时间超过50天者PFS和OS明显低于放疗时间在45~47天的患儿。如因骨髓抑制导致必须中断全脑全脊髓放疗（CSI），在等待血象恢复正常期间建议后颅窝或局部肿瘤床的局部放疗。

（2）放疗前评估：充分评估患者年龄、生长发育情况、手术切除程度、术后体能状况、影像学有无转移、脑脊液检查结果和术后病理类型。根据不同危险度，采用不同放疗策略，包括放疗范围、放疗剂量和放疗技术等。CSI是术后放疗的重要组成部分。放疗策略如下。

（3）放疗剂量和范围：

1）标危：对儿童患者，推荐采用减低剂量的CSI 23.4Gy，局部肿瘤床加量至54~55.8Gy（瘤床外扩1~

2cm）；每次1.8~2Gy；放疗期间±同期化疗。国外研究≥3岁标危MB放疗期间用VCR同期化疗，5年EFS>81%。我国有学者对年龄≥3岁标危MB放疗期间不做VCR同期化疗，生存率也>80%。放疗后需要接受辅助化疗。对成人患者，可以采用标准剂量的放疗方案，即CSI 30~36Gy，后颅窝或局部肿瘤床加量至54~55.8Gy；每次1.8~2Gy；放疗后可接受辅助化疗。成人患者也可采用减低剂量的CSI 23.4Gy，后颅窝或局部肿瘤床加量至54~55.8Gy；每次1.8~2Gy；放疗期间可行同期化疗，值得注意的是，成人患者对同期化疗耐受性不及儿童；放疗后需要接受辅助化疗。

2）高危：CSI剂量给予36Gy，后颅窝或局部肿瘤床加至54~55.8Gy；脊髓转移灶，局部放疗加至45~50.4Gy；每次1.8~2Gy；在放疗期间需行同期化疗；放疗后必须接受辅助化疗。

3）局部加量的放疗靶区：以往多是后颅窝，目前有逐步缩小趋势，一般是肿瘤床外放1~2cm，可减少正常组织接受高剂量放疗的照射容积，相应减少放疗不良反应。ACNS 0331研究显示对3~21岁标危患者，瘤床加量的疗效并不劣于后颅窝加量。

（4）放疗期间同期化疗：初诊高危MB需做同期化疗，最佳放化同期药物仍在研究中。采用单药VCR同期放化疗治疗转移性MB，5年PFS 67%。美国

ACNS0332是一项对高危MB的随机研究，主要评估放疗期间采用卡铂+VCR或VCR同期化疗对生存的影响，结果显示仅Group3型MB获益，卡铂组与非卡铂组5年EFS分别为73.2% vs. 53.7%，P=0.047。目前推荐MB放化同期主要是以下2个方案：

1）VCR：VCR 1.5mg/m^2，每周1次，静注，共6~8次。

2）VCR联合卡铂：VCR用法同上。卡铂用法：35mg/m^2/d，静脉滴注15分钟，放疗前1~4小时应用，每周5次，共6周30次。卡铂是放疗增敏剂，临床研究显示卡铂作为Group 3型高危MB放化同期药物有较好疗效。但伴有较明显骨髓抑制，需要密切监测血象（放疗期间隔日检测血常规），同期应用G-CSF积极处理。

1.2 初诊年龄<3岁MB放疗

（1）放疗时机：初诊年龄<3岁的MB，术后不先放疗。建议延迟放疗或不做放疗。

1）标危：无转移、无残留的促纤维增生/广泛结节型和/或SHH分子亚型（无TP53突变）的MB，定义为标危组，术后行全身化疗联合脑室内化疗，不做放疗。

2）高危：先行化疗，延迟至3岁后再行放疗。转移患者可据具体病情行放疗。

（2）放疗剂量和范围：先行化疗，随着年龄增长到3岁后，可据情选择类似于年龄≥3岁MB的放疗剂量和范围。德国HIT-2000研究对年幼局限期MB，化疗后仅对原发瘤行局部放疗，虽降低了局部复发率，但仍现脊髓转移，EFS和OS并没有改善。

（3）放疗期间同期化疗：可选择类似于年龄≥3岁高危MB的同期化疗药物。

2 放疗技术

MB放疗一般采用4~6 MV光子以及基于直线加速器的三维适形放疗（Three Dimensional Conformal Radiation Therapy，3DCRT）、调强放疗（Intensity Modulated Radiation Therapy，IMRT）、容积旋转调强放疗（Volumetric Intensity Modulated Arc Therapy，VMAT）、螺旋断层放射治疗（TOMO Therapy）、影像引导放疗（Image guarded radiation therapy，IGRT）和立体定向放疗（Stereotactic Radiotherapy，SRT）。质子治疗具特殊放射剂量学分布，能降低非照靶区正常组织受照剂量，能减少放疗对内分泌和神经认知功能的损伤。

MB大多为儿童和青少年。制定放疗计划要严格审核危及器官（Organs at Risk，OARs）范围，满足剂量和体积限定。OARs包含垂体、视交叉、视神经、眼睛、晶状体、海马、脑干、耳蜗和卵巢等。注意随访放疗后生活质量，做好对症治疗。

3 放疗不良反应

3.1 急性放疗不良反应

（1）骨髓抑制

放疗所致骨髓抑制程度通常取决于患者年龄、放疗技术、CSI剂量，以及是否联合使用化疗等。Ⅰ～Ⅱ级白细胞降低可继续放疗，给予升白药物及营养支持。Ⅲ级需暂停放疗，给予G-CSF治疗，如有粒细胞减少伴发热，需予抗生素预防继发感染。Ⅳ级需暂停放疗，给予G-CSF治疗，无论有无发热，均须预防性使用抗生素。Ⅰ～Ⅱ级血小板降低可继续放疗，给予升血小板药物。Ⅲ级及以上血小板降低，存在出血风险，需暂停放疗，给予白细胞介素-11、重组人血小板生成素等。Ⅳ级血小板减少或有出血表现时，尤其是<20×10^9/L时，需血小板输注治疗。放疗对红细胞和血红蛋白影响较小，如血红蛋白降低或有明显的贫血症状时，给予对症治疗。

（2）放射性脑水肿

CSI早期可致急性脑水肿。常出现头晕、头痛和明显恶心呕吐。一般给予甘露醇和糖皮质激素治疗，症状迅速改善，不会影响放疗过程。

（3）其他一般症状

患者有脱发、疲劳和胃肠道反应等，给予对症及支持治疗。

3.2 远期放疗不良反应

儿童和青少年正处生长发育阶段，放疗尤其是高剂量放疗对生长发育、内分泌代谢和神经认知功能等造成不同程度影响，少数会在放疗后若干年出现继发性肿瘤。

（1）骨生长

理论上，椎体骨受到>10Gy照射后，可能会影响骨生长。临床上，部分患儿脊椎接受高剂量放疗后可能会出现上半身略短表现。在制定CSI计划时，如存在不同椎体放疗剂量均匀性差，有可能引起椎体生长不对称。SIOP PNET4研究显示超分割放疗方案较常规分割方案明显减少对患儿身高的不良影响。放疗物理师在制定放疗计划时，需要采用更合理的放射剂量分布，以降低放疗对骨组织的影响。

（2）内分泌和代谢

对女孩实施CSI要避免卵巢接受超过正常限量的照射。设计放疗计划时，需要将卵巢组织设定为OARs，可以选择最下面的射野采用侧野照射，尽量避免单纯前后野照射。儿童垂体发育尚未成熟，放疗对垂体功能可能有影响，受照剂量过高，会致垂体功能减退。制定放疗计划时，要尽量减少垂体受照剂量。需要密切观察内分泌和代谢指标，出现异常，及时在专科医师指导下使用激素类药物替代。临床研究发现，高危型MB接受CSI后对肿瘤床补量的疗效不劣于对整个后颅窝进行补量，因此，正常垂体接受的放疗剂量一般不会超过正常垂体耐受剂量，对内分泌代谢功能影响很小。

（3）神经认知功能损伤

神经认知功能损伤主要表现为智力损伤、认知功能下降和运动能力下降等。全中枢36Gy放疗后，神经认知功能可能会低于平均水平。智力损伤与年龄有关，放疗时年龄越小，损伤发生率越高，智力损伤呈迟发性进行性加重。有研究显示：部分低龄儿童接受>30Gy的全脑放疗后5年，58%智商高于80，放疗后10年只有15%智商高于80。因此近年来，放疗前需对患者尤其是低龄儿童进行准确的危险分层，分别给予不放疗、局部放疗和不同强度的CSI，尽量在不降低疗效情况下，减免放疗所致神经认知功能损伤程度。

（4）放疗致第二肿瘤

MB好发于儿童和青少年，部分患者能长期生存，随着精准放疗技术如IMRT、VMAT、TOMO Therapy和SRT的广泛使用，目前MB放疗效果得以提高，但这些技术也使全身接受低剂量照射容积增加，理论上增加了辐射致癌风险。个别报道儿童MB10年累积放疗所致继发恶性肿瘤的发生率是3.7%，其中最常见的继发性恶性肿瘤是胶质瘤。因此对儿童、青少年和有基因缺陷的MB，临床上需要关注辐射致癌。在放疗中可以尝试在有效疗效支持下减少CSI剂量和范围的临床研究；物理师也可尝试通过优化放疗技术、减少机器输出量和减少照射野数目等多种物理学方法降低辐射致癌风险。

第三节　常规化疗

1　初诊年龄≥3岁MB化疗

化疗是MB综合治疗的重要组成部分。初诊年龄≥3岁标危MB采用现代标准的手术-放疗-化疗，5年EFS可达81%，OS 86%。高危MB大约60%。大部分患者均是完成全脑全脊髓放疗后才接受化疗，骨髓耐受性较差。因此，化疗需密切监测血象。必要时G-CSF支持。

1.1　标危患者

（1）化疗时机：放疗结束后4周开始辅助化疗。尽管MB对化疗敏感，但研究证实，先化疗再放疗生存率较差，因此建议放疗后再化疗。

（2）化疗方案：标危MB术后放疗后辅助化疗为CTX+DDP+VCR方案，每4周重复，共6个疗程。或

CCNU＋DDP＋VCR方案，每6周重复，共8个疗程，（表1-6-1和表1-6-2）。化疗前要求中性粒细胞>0.75×10^9/L，血小板>75×10^9/L，肝肾功能正常。使用顺铂须按大剂量顺铂化疗常规进行水化、利尿、监测尿量和尿常规等，慎防顺铂的肾毒性，定期检测听力。CCNU口服前需用止呕药。化疗后需要G-CSF支持治疗。

表1-6-1　CTX+DDP+VCR方案（每4周重复，共6个疗程）

药物	剂量	给药途径	给药时间	给药间隔
环磷酰胺（CTX）	750 mg/m^2	静脉滴注	第2～3天	每4周
顺铂（DDP）	75mg/m^2	静脉滴注	第1天	
长春新碱（VCR）	1.5mg/m^2	静脉注射	第1，8，15天	

表1-6-2　CCNU+DDP+VCR方案（每6周重复，共8个疗程）

药物	剂量	给药途径	给药时间	给药间隔
洛莫司汀（CCNU）[a]	75mg/m^2	口服	第1天，睡前	每6周
顺铂（DDP）	75mg/m^2	静脉滴注	第1天	
长春新碱（VCR）	1.5mg/m^2	静脉注射	第1，8，15天	

注：a.甲环亚硝脲（Me-CCNU，司莫司汀）可以取代洛莫司汀（CCNU），Me-CCNU用法75mg/m^2，口服，QN，d1。

1.2　高危患者

（1）化疗时机：可选术后先放疗或先化疗。美国 POG 9031 研究证实高危 MB 术后先放疗或先化疗生存率无差别。德国 HIT '91 研究显示对 M1 转移者，术后先放疗生存率优于术后先化疗。对 M2/M3 转移者，术后先放疗或先化疗生存率无差别。

（2）化疗方案：放疗结束后 4 周开始化疗。可选 CTX+DDP+VCR 方案，每 4 周重复，共 6 个疗程；或 CCNU+DDP+VCR 方案，每 6 周重复，共 8 个疗程。化疗方案用法和剂量同标危（表 1-6-1 和表 1-6-2）。顺铂使用须按大剂量顺铂化疗常规行水化、利尿、监测尿量和尿常规等，慎防顺铂的肾毒性，定期检测听力。CCNU 口服前需止呕药。化疗后需 G-CSF 支持。

2　初诊年龄<3 岁 MB 化疗

鉴于放疗对年幼儿童生长发育、内分泌功能和神经认知能力有影响，对初诊年龄<3 岁 MB，建议术后先接受化疗，延迟放疗或不做放疗。

对年龄<3 岁标危 MB，可不做放疗，但需同时加强全身系统化疗。强化化疗方案包括 CTX、大剂量甲氨蝶呤（HD-MTX）、依托泊苷（VP16）、卡铂（CBP）和 VCR 等药物，同时用 Ommaya 囊脑室内 MTX 化疗。化疗同期可行 Ommaya 囊脑室 MTX 化疗或腰穿鞘内

MTX 化疗。德国 HIT-2000 研究证实：年幼儿童 MB 术后单纯采用多药化疗联合 Ommaya 囊脑室内 MTX 化疗，促纤维增生型/广泛结节型和/或 SHH 分子亚型的局限期 MB，不做放疗，5 年 EFS 90%。然而，其他亚型生存率仍然差，经典型和间变型 MB 5 年 EFS 分别为 30% 和 33%。美国 COG-ACNS1221 研究对年幼儿童促纤维增生型/广泛结节型 MB 和/或 SHH 分子亚型的局限期 MB，采用与德国 HIT-2000 研究相同的方案，但是不做 Ommaya 囊脑室内 MTX 化疗，结果复发率较高，2 年 PFS 52%，导致研究提前终止。SJYC07 研究则对年龄<3 岁 MB 单纯手术+化疗，不做放疗和脑室内 MTX 化疗和 ASCT，结果显示：SHH-Ⅱ型生存率明显优于 SHH-Ⅰ型，5 年 PFS 分别为 90.9% vs. 22.2%，P=0.0007。而 Group 3 和 Group 4 型 MB 预后极差，5 年 PFS 分别为 8.3% 和 13.3%。据此，建议对<3 岁促纤维增生型/广泛结节型的标危 MB 患者，需全身化疗联合脑室内 MTX 化疗或者鞘内化疗。然而，脑室内 MTX 化疗伴有中枢感染和脑白质病的风险，需要谨慎。

对年龄 2~2.5 岁高危 MB，可先行 HIT-2000 方案全身化疗，不做脑室或鞘内 MTX 化疗。化疗结束后接近或达 3 岁衔接放疗。年龄<2 岁高危患儿，建议化疗+自体外周血造血干细胞移植（ASCT）。ASCT 结束后根据肿瘤情况决定是否放疗。

2.1 标危患者

（1）化疗时机：手术后 2~4 周开始辅助化疗。

（2）化疗方案：建议采用目前国际上公认对年幼儿童 MB 最好的化疗方案。即德国 HIT-2000 方案：系统性多药化疗联合脑室内 MTX 化疗。主要药物和用法：HIT-2000 方案三个周期共 12 个疗程。每个周期 4 个疗程，每疗程间隔 2 周。每周期间隔 3 周。年龄小于 6 个月化疗剂量是标准剂量 66%，年龄 7~12 个月化疗剂量是标准剂量 80%（表 1-6-3 和表 1-7-1）。

（3）脑室或鞘内化疗：有条件建议埋置 Ommaya 囊行脑室内 MTX 化疗。无条件者采用常规鞘内 MTX 化疗，见表 1-6-3。

表 1-6-3 HIT-2000 方案

第一周期：第 1，3，5，7 周（第 1，2，3，4 疗程）			
第 1 周	CTX 800mg/m² iv drip d1-3	VCR 1.5mg/m² iv d1	[b]MTX2mg/d，脑室注射，d1-4 或 [c]鞘注（按年龄），dl
第 3 周	[a] HD-MTX 5g/m² CIV 24h，d1	VCR1.5mg/m² iv d1	[b]MTX2mg/d，脑室注射，d1-2 或 [c]鞘注（按年龄），dl
第 5 周	[a] HD-MTX 5g/m² CIV 24h，d1	VCR1.5mg/m² iv d1	[b]MTX2mg/d，脑室注射，d1-2 或 [c]鞘注（按年龄），dl
第 7 周	CBP 200mg/m² iv drip d1-3	VP16 150mg/m² iv drip d1-3	[b]MTX2mg/d，脑室注射，d1-4 或 [c]鞘注（按年龄），dl

第一周期：第1，3，5，7周（第1，2，3，4疗程）
第二周期：从第10周开始，第10，12，14，16周，重复第1周期方案（第5，6，7，8疗程）
第三周期：从第19周开始，第19，21，23，25周，重复第1周期方案（第9，10，11，12疗程）

注：CBP：卡铂；CTX：环磷酰胺；HD-MTX：大剂量甲氨蝶呤；VP16：依托泊苷；VCR：长春新碱。

a. HD-MTX按标准水化碱化和CF救援。HD-MTX 5g/m²，总剂量的10%在0.5h中滴注，其余90%在23.5h中滴注，36hCF15mg/m²解救，q6h×6次，根据MTX血药浓度调整CF剂量和次数。

b. 脑室Ommaya囊内注射MTX 2mg/d。

c. 鞘内注射MTX剂量：＜1岁-6mg；1~3岁-9mg；3~9岁-12mg；>9岁-15mg。

2.2 高危患者

（1）化疗时机：术后2-4周开始化疗。

（2）化疗方案：用法和剂量同标危。给予HIT-2000方案交替化疗三个周期12疗程。每个周期4个疗程。每个周期间隔3周，每个疗程间隔2周（表1-6-3和表1-7-1）。年龄<6个月化疗剂量是标准剂量66%，年龄7~12个月化疗剂量是标准剂量80%。

对初诊年龄2.5岁左右高危MB，可先用HIT-2000方案化疗12疗程，不做脑室或鞘内化疗，化疗结束后，年龄达3岁者可衔接放疗。对年龄<2岁高危MB婴幼儿，建议行ASCT。采用Head start 4序贯化疗+ASCT方案。ASCT结束后如果仍然持续CR，年龄仍未

到3岁，观察。如治疗中进展或ASCT后出现转移或复发则据实际情况行放疗。如不选择ASCT，可用HIT-2000或者其他方案治疗。

3 自体造血干细胞支持下超大剂量化疗

适应证：年龄<3岁高危MB。这类病人目前治疗结果仍较差。大剂量化疗联合ASCT是治疗选择之一。可用1次或多次ASCT。对初诊≤2岁的高危MB，建议参照美国head start 4方案予以序贯化疗+ASCT。具体方案如下：

（一）诱导化疗：

诱导化疗第1-3疗程，每疗程间隔21天：

长春新碱（VCR）：0.05mg/kg，d1，8，15

顺铂（CDDP）：3.5 mg/kg，d1

依托泊苷（VP16）：4 mg/kg，d2，3

环磷酰胺（CTX）：65 mg/kg，d2，3（需要美司钠解毒）

甲氨蝶呤（MTX）：400 mg/kg，d4（需要按常规CF解救）

诱导化疗第4-5疗程，每疗程间隔21天：

顺铂（CDDP）：3.5 mg/kg，d1

依托泊苷（VP16）：4 mg/kg，d2，3

环磷酰胺（CTX）：65 mg/kg，d2，3（需要美司钠

解毒）

甲氨蝶呤（MTX）：400 mg/kg，d4（需要按常规CF解救）

（二）巩固治疗：

方案 1：3 疗程串联移植，预处理方案（TC）如下：

噻替派（Thiotepa）10mg/kg/d×3d，d-4，-3

卡铂（Carboplatin）16.7mg/kg /d×3d，d-4，-3

自体造血干细胞回输 d0

方案 2：单次移植，预处理方案（TCE）如下：

噻替派（Thiotepa）10mg/kg/d×3d，d-5，-4，-3

卡铂（Carboplatin）16.7mg/kg/d×3d，d-8，-7，-6

依托泊苷（Etoposide）8.3mg/kg/d×3d，d-5，-4，-3

自体造血干细胞回输 d0

第四节 初诊髓母细胞瘤的治疗流程

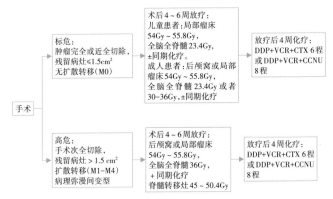

图 1-6-1 年龄≥3岁髓母细胞瘤治疗流程图

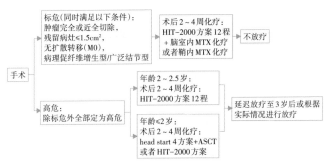

图 1-6-2 初诊年龄<3岁髓母细胞瘤治疗策略

第五节 结合分子亚型危险分层的临床研究

MB分子亚型与预后明显相关。有必要将MB分子亚型逐步纳入危险分层。但需前瞻性临床试验证实用分子亚型行危险分层的有效性，从而为MB提供更精准的治疗策略。目前这种试验主要集中对低危或标危MB的治疗干预，微调放疗和化疗的治疗强度，特别是对年幼儿童MB，以其降低治疗所致的远期副作用。

（1）基于髓母细胞瘤分子亚型危险分层的治疗研究：SJMB12研究（NCT01878617）在既往标准治疗基础上，对低危WNT-MB降低全中枢放疗剂量。SHH-MB在常规化疗基础上增加维莫德吉（Vismodegib）靶向药物。非WNT/SHH型常规化疗增加化疗药物培美曲塞和吉西他滨。探讨基于MB分子亚型的危险分层进行治疗可否改善MB生存率，降低远期副作用。目前研究正在进行中。

（2）低危WNT-MB减低治疗强度研究：COG-ACNS1422（NCT02724579）研究是对分子分型为WNT亚型的初诊MB进行降低治疗强度的临床研究。入组需同时满足以下标危标准：年龄≥3岁，无LC/A或MYC/MYCN扩增，无残留病灶和/或转移病灶。研究降低放疗剂量：全脑全脊髓18Gy取代23.4Gy；瘤床

54Gy放疗取代后颅窝放疗。减少化疗药物DDP、VCR和CCNU的应用。放疗期间不做VCR同期化疗。探讨对低危WNT-MB降低治疗强度可否获益。目前研究正在进行中。

（3）降低低危/标危儿童MB治疗强度的国际前瞻性临床研究：国际儿科肿瘤学会（SIOP）PNET-5髓母细胞瘤（NCT02066220）研究是一项针对3~5岁以上伴有低危或标危生物学特征的儿童MB，进行降低放疗和化疗强度的国际前瞻性研究。此项研究对于低危MB降低CSI剂量至18Gy，维持化疗减少DDP和CTX用量。而对标危MB放疗期间同期卡铂化疗，维持化疗减少DDP和CTX用量，以探讨对这类患者降低治疗强度是否获益。目前研究正在进行中。

（4）高危非WNT/SHH型高危MB加强治疗强度研究：Head Start4研究（NCT02875314）主要是比较年龄<10岁，高危非WNT/SHH型MB常规化疗后随机接受1个或者2个序贯大剂量化疗（ASCT）的生存率。目前研究即将结束，期待最终的研究结果。

第七章

复发髓母细胞瘤的治疗

复发和难治MB预后差。一线综合治疗（手术+放疗+化疗）后复发生存率低于10%。SHH亚型MB大多数是局部复发。而Group 3和Group 4亚型MB则更多是远处转移。复发/难治MB的治疗取决于初诊治疗模式和复发转移部位。

第一节 手术

局部复发病灶，如能手术尽量争取手术切除肿瘤。如肿瘤广泛，不能手术，建议活检病理确诊后行挽救化疗，肿瘤缩小、转移病灶消失后再作手术评估。治疗后3~5年复发需手术或活检确诊排除第二肿瘤。

第二节 放疗

1 既往无放疗

局部复发患者，手术切除病灶获得缓解后可参考上述高危方案进行放疗。转移性复发不可手术者，采用挽救化疗方案获得好转或缓解后，可参考上述高危患者的放疗策略进行放疗。

2　既往已放疗

建议根据患者年龄、术后体能状况、曾接受的放疗技术、放疗剂量和范围、间隔时间、肿瘤进展部位，以及是否有可替代的系统性药物治疗方案，仔细计算如再程放疗，OARs接受的累积放疗等效生物学剂量，以及是否已超过最大耐受体积剂量限值，评估再程放疗的可行性。尽量采用有效的系统性药物治疗推迟再程放疗时间。如考虑行再程放疗，建议以局部放疗为主。如复发病灶局限，再程放疗可用SRT。再次CSI需非常谨慎。

第三节　挽救化疗

MB是化疗较敏感肿瘤。复发后可用以往未曾应用的化疗药物和方案。主要包括IE，CE，VIT，VIP，CT，TT和VP16口服等方案，见表1-7-1~表1-7-7。

表 1-7-1　IE 方案

药物	剂量	给药途径	给药时间	给药间隔
异环磷酰胺（IFO） 美司钠（解毒）	1.5g/m² 300mg/m²/次	静脉滴注 静脉推注	第1-5天 IFO 0, 4, 8h	每3周
依托泊苷（VP16）	100mg/m²	静脉滴注	第1-5天	

表 1-7-2　CE 方案

药物	剂量	给药途径	给药时间	给药间隔
卡铂（CBP）	500mg/m²	静脉滴注	第1天	每3周
依托泊苷（VP16）	150mg/m²	静脉滴注	第1-3天	

表 1-7-3　VIP 方案

药物	剂量	给药途径	给药时间	给药间隔
异环磷酰胺（IFO） 美司钠（解毒）	1.5g/m² 300mg/m²/次	静脉滴注 静脉推注	第1-4天 IFO 0,4,8h	每3周
依托泊苷（VP16）	100mg/m²	静脉滴注	第1-4天	
顺铂（DDP）	20 mg/m²	静脉滴注	第1-4天	

表 1-7-4　TT 方案

药物	剂量	用药途径	用药时间	用药间隔
替莫唑胺（TMZ）	150mg/m²	口服	第1-5天	每4周
托泊替康（Topotecan）	0.75mg/m²	静脉滴注	第1-5天	

表 1-7-5 VIT 方案

药物	剂量	用药途径	用药时间	用药间隔
替莫唑胺（TMZ）	150mg/m²	静脉滴注/口服 a	第1-5天	每3周
伊立替康（Irinotecan）	50mg/m²	静脉滴注	第1-5天	
长春新碱（VCR）	1.5mg/m²	静脉注射	第1天	

注：a. 如口服替莫唑胺，需整个胶囊吞服。不能打开或咀嚼替莫唑胺胶囊，如胶囊有破损，应避免皮肤或黏膜与胶囊内粉状内容物接触。对不能吞咽整颗胶囊的患儿，可注射替莫唑胺。

表 1-7-6 CT 方案

药物	剂量	用药途径	用药时间	用药间隔
环磷酰胺（CTX）	750mg/m²	静脉滴注	第1-2天	每3周
托泊替康（Topotecan）	0.75mg/m²	静脉滴注	第1-5天	

表 1-7-7 VP16 口服方案

药物	剂量	用药途径	用药时间	用药间隔
依托泊苷（VP16）	50mg/m²	口服	第1-21天	每4周

第四节 靶向治疗

复发/难治MB采用挽救化疗方案和/或手术±放疗后，生存率仍差。需积极探索新疗法，下列是目前国际上正在进行的分子靶向治疗的临床试验：

（1）用细胞周期蛋白 D1/CDK4/6 抑制剂 Ribociclib

（瑞博西尼）和吉西他滨治疗复发/难治 Group 3 和 group 4 MB 的临床试验（NCT03434262）。

（2）用 Ribociclib（瑞博西尼）联合 MEK1/2 抑制剂 Trametinib（曲美替尼）治疗复发/难治 SHH 或者 WNT 的 MB 的临床试验（NCT03434262）。

（3）用 Ribociclib（瑞博西尼）和 Sonidegib（索尼德吉）治疗复发/难治的骨骼发育成熟、染色体 9q 丢失或 PTCH 突变的 SHH 的 MB 的临床试验（NCT03434262）。

（4）用细胞周期检查点激酶 1/2 抑制剂 Prexasertib 和环磷酰胺治疗复发/难治的 Group 3、Group 4、SHH 和不确定亚型的 MB 的临床试验（NCT04023669）。

（5）采用细胞周期检查点激酶 1/2 抑制剂 Prexasertib 和吉西他滨治疗复发/难治的 Group 3 和 Group 4 型 MB 的临床试验（NCT04023669）。

第五节　免疫治疗

免疫治疗也是难治/复发 MB 探索性研究之一。主要包括：免疫检查点抑制剂、PD-1、B7-H3、CAR-T、NK 细胞和溶瘤病毒等。然而，大多数免疫治疗的临床试验都处早期阶段，尚未证实在 MB 的有效性，期待更多研究为未来创造希望。

第八章

康复管理

第一节　肿瘤本身和治疗所致的远期副作用

MB本身以及综合治疗所致的损伤可使部分存活患者出现听力下降（放疗和铂类化疗所致）、视力异常、认知能力下降、智力受损、生长发育障碍、学习能力下降、运动功能受损、中风、脑白质病、内分泌功能异常、继发于铂类化疗的肾毒性、生育功能受损、心理问题和继发第二肿瘤等。年幼儿童这些远期副作用更加明显。

第二节　远期副作用的管理

综合治疗结束后需对患者进行终身定期随访，针对相关问题进行后续治疗，改善康复服务和训练。随访康复工作需要内分泌学、听力测量学、眼科学、心脏病学、皮肤病学、神经学、神经心理学、心理学、物理疗法和能量疗法等方面的专业团队介入。内分泌失调，激素异常或生长发育障碍需要就诊内分泌专科进行相关治疗。运动功能受损需要康复训练。学习能力下降或智力受损可通过特殊学校或特殊教育以获改善。工作技能下降可进行改善工作技能的电脑化训练等。对这一患者群体进行适当和标准化的随访将有助于早期和有针对性的康复训练，在教育、工作、社会交往以及更大程度上独立于家庭和社会等方面带来更好的生活质量。

第九章

中医治疗

第一节 病因病机

中医学认为"脑为髓海"，正气亏虚，则外邪得以袭之，导致瘀毒内结，日久形成脑部肿瘤。该类疾病因发病年龄小，小儿具有"肝常有余，肾常虚"的特点，故"先天禀赋不足，肾气不足"是本病主要病因病机。

第二节 中医治疗

1 原发病基本治疗原则（辨病治疗）

（1）早期：早期多见毒瘀内结之证，治当化痰软坚、行气活血散瘀为主，佐以补虚以防邪毒伤正之虞。

（2）中期：宜攻补并重，多采用益气行瘀、软坚化痰治法。

（3）晚期（或术后，或放化疗后）：以补为主，治以益气养阴、补脑填髓、滋补肝肾、滋阴潜阳等，兼以祛邪抗瘤。

基本辨证治疗详见：《中枢神经系统生殖细胞肿瘤—基本辨证分型与治疗》部分。

2　伴随共济失调的基本治疗原则

共济失调，在中医上叫做痿症。基本病机是肺胃肝肾等脏腑精气受损，肢体筋脉失养。

（1）祛除外邪：即治疗原发疾病。

（2）开通经络：活血化瘀是治疗共济失调的原则，血不活则瘀不去，瘀不去则经络不通，经络不通则脑失之营养。

（3）补益脾肾：脾主气血，肾主藏精。肾精必须依赖气血的滋养，脾主四肢充肌肉，肾主骨，通经络，肾生骨髓，肾精充足则骨髓生化有源，血行畅通，筋骨强健，肌肉发达，肢体活动有力。

（4）补益肝肾："肝肾同源"，肝藏血，肾藏精，精与血都化源于脾胃消化吸收的水谷精微，故称"精血同源"。

（5）固护正气：增强机体免疫力，气血充沛，卫气固密，使得外邪的侵袭得到防御，不易发病。

3　脊髓播散的治疗

主症：肢体不遂，肢体麻木，大便不调（秘结或失禁），小便不调（癃闭或失禁）。

次症为辨证参考：

（1）瘀血阻络：局部肿胀，痛有定处，或有皮下瘀斑，腹胀。舌质紫暗，苔薄白，脉细涩。

治法：活血化瘀，理气通络。

方药：桃红四物汤或血府逐瘀汤

（2）气虚血瘀：转移部位肿痛，肌肉萎缩，面色淡白，腹胀，气短乏力，心悸自汗。舌质暗淡，苔薄白或白腻，脉细缓或细涩。

治法：健脾益气，活血通络。

方药：补阳还五汤加减

（3）脾胃虚弱：肌肉萎缩，神倦，气短自汗，食少腹胀，面色少华。舌质淡，苔白，脉细缓。

治法：健脾益气，升阳举陷。

方药：补中益气汤加减。

（4）肝肾阴虚：病久肌肉消减，形瘦骨立，腰膝酸软，头晕耳鸣。舌质红绛，少苔，脉细数。

治法：滋养肝肾，养阴填精。

主方：补肾健髓汤或益髓丹

（5）气血两虚：面色苍白或萎黄，头晕目眩，气短懒言，心悸怔忡，饮食减少。舌质淡，苔薄白，脉细弱或虚大无力。

治法：健脾益胃，益气养血。

方药：八珍汤加减。

第十章

随访

MB尽管综合治疗后获得完全缓解，但仍然有部分患者复发或继发第二肿瘤。需要及早发现及时治疗。还需监测治疗所致的远期副作用。因此，定期随访非常重要。

随访时间和检查项目：治疗停止后第1年：每3个月复查颅脑+脊髓MRI；第2年：每4个月复查颅脑+脊髓MRI；第3~5年：每6个月复查颅脑+脊髓MRI；第5年后：每年复查颅脑+脊髓MRI。

还需定期复查血常规、生化常规、内分泌检测、听力检查、视力检查、心脏功能检测、腹部彩超和胸片等相关检查，或根据临床需要进行其他相关检查。

参考文献

[1] J P R，N S L，R E，et al. Outcome for children with medullo-blastoma treated with radiation and cisplatin，CCNU，and vin-cristine chemotherapy [J]. Journal of neurosurgery，1994，81（5）.

[2] PACKER R J，GAJJAR A，VEZINA G，et al. Phase III study of craniospinal radiation therapy followed by adjuvant chemother-apy for newly diagnosed average-risk medulloblastoma [J]. J Clin Oncol，2006，24（25）：4202-8.

[3] MICHALSKI J M，JANSS A J，VEZINA L G，et al. Children's Oncology Group Phase III Trial of Reduced-Dose and Reduced-Volume Radiotherapy With Chemotherapy for Newly Diagnosed Average-Risk Medulloblastoma [J]. Journal of Clinical Oncology，2021，39（24）：2685-97.

[4] KORTMANN R D，KüHL J，TIMMERMANN B，et al. Postop-erative neoadjuvant chemotherapy before radiotherapy as com-pared to immediate radiotherapy followed by maintenance chemo-therapy in the treatment of medulloblastoma in childhood：re-sults of the German prospective randomized trial HIT '91 [J]. Int J Radiat Oncol Biol Phys，2000，46（2）：269-79.

[5] HOFF K V，HINKES B，GERBER N U，et al. Long-term out-come and clinical prognostic factors in children with medulloblas-toma treated in the prospective randomised multicentre trial HIT'91 [J]. European journal of cancer（Oxford，England：1990），2009，45（7）：1209-17.

[6] RUTKOWSKI S，BODE U，DEINLEIN F，et al. Treatment of early childhood medulloblastoma by postoperative chemotherapy alone [J]. The New England journal of medicine，2005，352（10）：978-86.

[7] GRILL J, SAINTE-ROSE C, JOUVET A, et al. Treatment of medulloblastoma with postoperative chemotherapy alone: an SFOP prospective trial in young children [J]. Lancet Oncology, 2005, 6 (8): 573-580.

[8] RUTKOWSKI S, GERBER N U, VON HOFF K, et al. Treatment of early childhood medulloblastoma by postoperative chemotherapy and deferred radiotherapy [J]. Neuro Oncol, 2009, 11 (2): 201-10.

[9] N L D, ARIE P, GUIDO R, et al. The 2016 World Health Organization Classification of Tumors of the Central Nervous System: a summary [J]. Acta neuropathologica, 2016, 131 (6): 803-820.

[10] SCHWALBE E C, LINDSEY J C, NAKJANG S, et al. Novel molecular subgroups for clinical classification and outcome prediction in childhood medulloblastoma: a cohort study [J]. The Lancet Oncology, 2017, 18 (7): 958-971.

[11] CAVALLI F M G, REMKE M, RAMPASEK L, et al. Intertumoral Heterogeneity within Medulloblastoma Subgroups [J]. Cancer Cell, 2017, 31 (6): 737-754.e6.

[12] KYLE J, D T M. Medulloblastoma in the age of molecular subgroups: a review [J]. Journal of neurosurgery Pediatrics, 2019, 24 (4): 353-363.

[13] MAJD N, PENAS-PRADO M. Updates on Management of Adult Medulloblastoma [J]. Current treatment options in oncology, 2019, 20 (8): 64.

[14] WASZAK S M, NORTHCOTT P A, BUCHHALTER I, et al. Spectrum and prevalence of genetic predisposition in medulloblastoma: a retrospective genetic study and prospective validation in a clinical trial cohort [J]. The Lancet Oncology, 2018, 19 (6): 785-798.

[15] EVANS D G, FARNDON P A, BURNELL L D, et al. The in-

cidence of Gorlin syndrome in 173 consecutive cases of medulloblastoma [J]. British journal of cancer, 1991, 64 (5): 959–61.

[16] J S M, CHRISTIAN B, G W S, et al. Germline mutations in SUFU cause Gorlin syndrome−associated childhood medulloblastoma and redefine the risk associated with PTCH1 mutations [J]. Journal of clinical oncology: official journal of the American Society of Clinical Oncology, 2014, 32 (36): 4155–4161.

[17] 张新颜，李建康，李伟，等 . 儿童髓母细胞瘤合并 Gorlin-Goltz 综合征八例 [J]. 临床小儿外科杂志，2021，20（05）：409–14.

[18] 杨宝，姜涛 . 髓母细胞瘤相关遗传综合征的研究进展 [J]. 中华神经外科杂志，2020，36（09）：970–2.

[19] Wang Y, Wu J, Li W, et al. Retrospective investigation of hereditary syndromes in patients with medulloblastoma in a single institution [J]. Child's nervous system: ChNS: official journal of the International Society for Pediatric Neurosurgery, 2021, 37 (2): 411–7.

[20] PEARSON A D, CRAFT A W, RATCLIFFE J M, et al. Two families with the Li−Fraumeni cancer family syndrome [J]. Journal of medical genetics, 1982, 19 (5): 362–5.

[21] HAMILTON S R, LIU B, PARSONS R E, et al. The molecular basis of Turcot's syndrome [J]. The New England journal of medicine, 1995, 332 (13): 839–47.

[22] DE CHADARéVIAN J P, VEKEMANS M, BERNSTEIN M. Fanconi's anemia, medulloblastoma, Wilms' tumor, horseshoe kidney, and gonadal dysgenesis [J]. Archives of pathology & laboratory medicine, 1985, 109 (4): 367–9.

[23] MILLER R W, RUBINSTEIN J H. Tumors in Rubinstein−Taybi syndrome [J]. American journal of medical genetics, 1995,

56（1）：112-5.

[24] FRANCESCHI E，HOFER S，BRANDES A A，et al. EANO-EURACAN clinical practice guideline for diagnosis，treat-ment，and follow-up of post-pubertal and adult patients with medulloblastoma [J]. The Lancet Oncology，2019，20（12）：e715-e28.

[25] REDDY N，ELLISON D W，SOARES B P，et al. Pediatric Posterior Fossa Medulloblastoma：The Role of Diffusion Imag-ing in Identifying Molecular Groups [J]. Journal of neuroimag-ing：official journal of the American Society of Neuroimaging，2020，30（4）：503-11.

[26] ALRAYAHI J，ZAPOTOCKY M，RAMASWAMY V，et al. Pediatric Brain Tumor Genetics：What Radiologists Need to Know [J]. Radiographics：a review publication of the Radiologi-cal Society of North America，Inc，2018，38（7）：2102-22.

[27] DANGOULOFF-ROS V，VARLET P，LEVY R，et al. Imag-ing features of medulloblastoma：Conventional imaging，diffu-sion-weighted imaging，perfusion-weighted imaging，and spectroscopy：From general features to subtypes and character-istics [J]. Neuro-Chirurgie，2021，67（1）：6-13.

[28] WARREN K E，VEZINA G，POUSSAINT T Y，et al. Re-sponse assessment in medulloblastoma and leptomeningeal seeding tumors：recommendations from the Response Assess-ment in Pediatric Neuro-Oncology committee [J]. Neuro Oncol，2018，20（1）：13-23.

[29] LOUIS D N，PERRY A，REIFENBERGER G，et al. The 2016 World Health Organization Classification of Tumors of the Central Nervous System：a summary [J]. Acta Neuropathol，2016，131（6）：803-20.

[30] LOUIS D N，PERRY A，WESSELING P，et al. The 2021 WHO Classification of Tumors of the Central Nervous System：

a summary [J]. Neuro Oncol, 2021, 23 (8): 1231-51.

[31] LIAN H, HAN Y P, ZHANG Y C, et al. Integrative analysis of gene expression and DNA methylation through one-class logistic regression machine learning identifies stemness features in medulloblastoma [J]. Molecular oncology, 2019, 13 (10): 2227-45.

[32] JIANG T, ZHANG Y, WANG J, et al. A Retrospective Study of Progression-Free and Overall Survival in Pediatric Medulloblastoma Based on Molecular Subgroup Classification: A Single-Institution Experience [J]. Frontiers in neurology, 2017, 8: 198.

[33] THOMPSON M C, FULLER C, HOGG T L, et al. Genomics identifies medulloblastoma subgroups that are enriched for specific genetic alterations [J]. J Clin Oncol, 2006, 24 (12): 1924-31.

[34] NORTHCOTT P A, BUCHHALTER I, MORRISSY A S, et al. The whole-genome landscape of medulloblastoma subtypes [J]. Nature, 2017, 547 (7663): 311-7.

[35] CAVALLI F M G, REMKE M, RAMPASEK L, et al. Intertumoral Heterogeneity within Medulloblastoma Subgroups [J]. Cancer Cell, 2017, 31 (6): 737-54.e6.

[36] SHIH D J, NORTHCOTT P A, REMKE M, et al. Cytogenetic prognostication within medulloblastoma subgroups [J]. J Clin Oncol, 2014, 32 (9): 886-96.

[37] REMKE M, HIELSCHER T, NORTHCOTT P A, et al. Adult medulloblastoma comprises three major molecular variants [J]. J Clin Oncol, 2011, 29 (19): 2717-23.

[38] KOOL M, JONES D T, JäGER N, et al. Genome sequencing of SHH medulloblastoma predicts genotype-related response to smoothened inhibition [J]. Cancer Cell, 2014, 25 (3): 393-405.

[39] NORTHCOTT P A, SHIH D J, PEACOCK J, et al. Sub-group-specific structural variation across 1, 000 medulloblas-toma genomes [J]. Nature, 2012, 488 (7409): 49-56.

[40] ZHUKOVA N, RAMASWAMY V, REMKE M, et al. Sub-group-specific prognostic implications of TP53 mutation in me-dulloblastoma [J]. J Clin Oncol, 2013, 31 (23): 2927-35.

[41] HOVESTADT V, AYRAULT O, SWARTLING F J, et al. Me-dulloblastomics revisited: biological and clinical insights from thousands of patients [J]. Nature reviews Cancer, 2020, 20 (1): 42-56.

[42] ROBINSON G W, RUDNEVA V A, BUCHHALTER I, et al. Risk-adapted therapy for young children with medulloblastoma (SJYC07): therapeutic and molecular outcomes from a multi-centre, phase 2 trial [J]. The Lancet Oncology, 2018, 19 (6): 768-84.

[43] CHO Y J, TSHERNIAK A, TAMAYO P, et al. Integrative ge-nomic analysis of medulloblastoma identifies a molecular sub-group that drives poor clinical outcome [J]. J Clin Oncol, 2011, 29 (11): 1424-30.

[44] SHARMA T, SCHWALBE E C, WILLIAMSON D, et al. Sec-ond-generation molecular subgrouping of medulloblastoma: an international meta-analysis of Group 3 and Group 4 subtypes [J]. Acta Neuropathol, 2019, 138 (2): 309-26.

[45] SCHWALBE E C, WILLIAMSON D, LINDSEY J C, et al. DNA methylation profiling of medulloblastoma allows robust subclassification and improved outcome prediction using forma-lin-fixed biopsies [J]. Acta Neuropathol, 2013, 125 (3): 359-71.

[46] NORTHCOTT P A, ROBINSON G W, KRATZ C P, et al. Medulloblastoma [J]. Nature reviews Disease primers, 2019, 5 (1): 1-20.

[47] FOULADI M，GAJJAR A，BOYETT J M，et al. Comparison of CSF cytology and spinal magnetic resonance imaging in the detection of leptomeningeal disease in pediatric medulloblastoma or primitive neuroectodermal tumor [J]. J Clin Oncol，1999，17（10）：3234-7.

[48] ZHAO Y，JIANG F，WANG Q，et al. Cytoplasm protein GFAP magnetic beads construction and application as cell separation target for brain tumors [J]. Journal of nanobiotechnology，2020，18（1）：169.

[49] ZELTZER P M，BOYETT J M，FINLAY J L，et al. Metastasis stage，adjuvant treatment，and residual tumor are prognostic factors for medulloblastoma in children：conclusions from the Children's Cancer Group 921 randomized phase III study [J]. J Clin Oncol，1999，17（3）：832-45.

[50] HARISIADIS L，CHANG C H. Medulloblastoma in children：a correlation between staging and results of treatment [J]. Int J Radiat Oncol Biol Phys，1977，2（9-10）：833-41.

[51] 孙晓非，甄子俊. 儿童髓母细胞瘤多学科诊疗专家共识（CCCG-MB-2017）[J]. 中国小儿血液与肿瘤杂志，2018，23（04）：169-74.

[52] 姜涛，王军梅，杜江，等. 儿童髓母细胞瘤的临床预后及危险因素分析 [J]. 中华神经外科杂志，2016，32（04）：338-43.

[53] 杜淑旭，李苗，张金，等. 儿童髓母细胞瘤的预后因素和生存分析 [J]. 中华实用儿科临床杂志，2019，（24）：1886-7-8-9-90.

[54] GIANGASPERO F，WELLEK S，MASUOKA J，et al. Stratification of medulloblastoma on the basis of histopathological grading [J]. Acta Neuropathol，2006，112（1）：5-12.

[55] GOTTARDO N G，HANSFORD J R，MCGLADE J P，et al. Medulloblastoma Down Under 2013：a report from the third an-

nual meeting of the International Medulloblastoma Working Group [J]. Acta Neuropathol，2014，127（2）：189-201.

[56] RAMASWAMY V，REMKE M，BOUFFET E，et al. Risk stratification of childhood medulloblastoma in the molecular era：the current consensus [J]. Acta Neuropathol，2016，131（6）：821-31.

[57] ALBRIGHT A L，SPOSTO R，HOLMES E，et al. Correlation of neurosurgical subspecialization with outcomes in children with malignant brain tumors [J]. Neurosurgery，2000，47（4）：879-85；discussion 85-7.

[58] 陈立华，孙恺，陈文锦，等 . 儿童髓母细胞瘤的显微手术治疗 [J]. 中华脑科疾病与康复杂志（电子版），2020，10（04）：197-204.

[59] 张玉琪，王忠诚，马振宇 . 减少小儿髓母细胞瘤手术中出血 73 临床分析 [J]. 中华神经外科杂志，2000，（02）：4-6.

[60] 张俊廷，王忠诚，贾桂军，等 . 经小脑延髓裂入路切除第四脑室及桥脑中上段占位性病变的临床研究 [J]. 中华医学杂志，2001，（11）：8-10.

[61] 王蒴，杨宏，梁建民，等 . 儿童后颅窝中线肿瘤术后脑积水的原因及其防治 [J]. 广东医学，2011，32（11）：1380-2.

[62] NOMAN Z S，MARTIN W. Experiences with the telovelar approach to fourth ventricular tumors in children [J]. Pediatric neurosurgery，2010，46（5）：340－343.

[63] 耿亚东，魏新亭，薛亚珂，等 . 儿童髓母细胞瘤伴梗阻性脑积水的手术治疗策略及并发症分析 [J]. 中国实用医刊，2018，45（13）：1-3.

[64] Robertson PL，MuraszkoKM，Holmes EJ，et al. Incidence and severity of postoperative cerebellar mutism syndrome in children with medulloblastoma：a prospective study by the Children＇s Oncology Group. J Neurosurg 2006；105：444-51.

[65] Wells EM，Khademian ZP，Walsh KS，et al.：Postoperative cerebellar mutism syndrome following treatment of medulloblastoma：neuroradiographic features and origin. J NeurosurgPediatr 5（4）：329–34，2010.

[66] Pollack IF，Polinko P，Albright AL，et al.：Mutism and pseudobulbar symptoms after resection of posterior fossa tumors in children：incidence and pathophysiology. Neurosurgery 37（5）：885–93，1995.

[67] Tomita T，McLone DG. Medulloblastoma in childhood：results of radical resection and low–dose neuraxis radiation therapy. J Neurosurg 1986；64：238–42.

[68] Taylor RE，Balley CC，Robinson KJ，et al. Impact of radiotherapy parameters on outcome in the International Society of Pedaitric Oncology/United Kingom Children's Cancer Study Group PNET–3 study of preradiotherapy chemotherapy for M0–M1 medulloblastoma. Int J Radiat Oncol Biol Phys 2004，58（4）：1184–1193.

[69] 甄子俊，路素英，夏云飞，等.72例标危型髓母细胞瘤放疗剂量对生存的影响 [J].中华放射肿瘤学杂志，2015，24（05）：540–3.

[70] LIU A P，ZHEN Z，YANG Q，et al. Treatment barriers and clinical outcome of children with medulloblastoma in China：a report from the Chinese Children's Cancer Group（CCCG）[J]. Neuro–oncology advances，2021，3（1）：vdab134.

[71] NCCN Clinical Practice Guidelines in Oncology. Central Nervous System Cancers. Adult Medulloblastoma. NCCN Guidelines Version 2.2021.

[72] LEARY S E S，PACKER R J，LI Y，et al. Efficacy of Carboplatin and Isotretinoin in Children With High–risk Medulloblastoma：A Randomized Clinical Trial From the Children's Oncology Group [J]. JAMA oncology，2021，7（9）：1313–21.

[73] MYNAREK M，VON HOFF K，PIETSCH T，et al. Nonmeta-static Medulloblastoma of Early Childhood：Results From the Prospective Clinical Trial HIT-2000 and An Extended Valida-tion Cohort [J]. J Clin Oncol，2020，38（18）：2028-40.

[74] VATNER R E，NIEMIERKO A，MISRA M，et al. Endocrine Deficiency As a Function of Radiation Dose to the Hypothala-mus and Pituitary in Pediatric and Young Adult Patients With Brain Tumors [J]. J Clin Oncol，2018，36（28）：2854-62.

[75] PULSIFER M B，DUNCANSON H，GRIECO J，et al. Cogni-tive and Adaptive Outcomes After Proton Radiation for Pediat-ric Patients With Brain Tumors [J]. Int J Radiat Oncol Biol Phys，2018，102（2）：391-8.

[76] YOCK T I，YEAP B Y，EBB D H，et al. Long-term toxic ef-fects of proton radiotherapy for paediatric medulloblastoma：a phase 2 single-arm study [J]. The Lancet Oncology，2016，17（3）：287-98.

[77] KHALIL J，QING Z，CHUANYING Z，et al. Twenty years ex-perience in treating childhood medulloblastoma：Between the past and the present [J]. Cancer radiotherapie：journal de la So-ciete francaise de radiotherapie oncologique，2019，23（3）：179-87.

[78] 殷蔚伯，谷铣之. 肿瘤放射治疗学（M）. 中国协和医科大学出版社，2002，1025-1029.

[79] KENNEDY C，BULL K，CHEVIGNARD M，et al. Quality of survival and growth in children and young adults in the PNET4 European controlled trial of hyperfractionated versus conven-tional radiation therapy for standard-risk medulloblastoma [J]. Int J Radiat Oncol Biol Phys，2014，88（2）：292-300.

[80] TIAN S，SUDMEIER L J，ZHANG C，et al. Reduced-vol-ume tumor-bed boost is not associated with inferior local con-trol and survival outcomes in high-risk medulloblastoma [J]. Pe-

diatric blood & cancer, 2020, 67（1）：e28027.

[81] HOPPE-HIRSCH E, RENIER D, LELLOUCH-TUBIANA A, et al. Medulloblastoma in childhood: progressive intellectual deterioration [J]. Child's nervous system: ChNS: official journal of the International Society for Pediatric Neurosurgery, 1990, 6（2）：60-5.

[82] BAVLE A, TEWARI S, SISSON A, et al. Meta-analysis of the incidence and patterns of second neoplasms after photon craniospinal irradiation in children with medulloblastoma [J]. Pediatric blood & cancer, 2018, 65（8）：e27095.

[83] WANG C, YUAN X J, JIANG M W, et al. Clinical characteristics and abandonment and outcome of treatment in 67 Chinese children with medulloblastoma [J]. J Neurosurg Pediatr, 2016, 17（1）：49-56.

[84] BAILEY C C, GNEKOW A, WELLEK S, et al. Prospective randomised trial of chemotherapy given before radiotherapy in childhood medulloblastoma. International Society of Paediatric Oncology（SIOP）and the（German）Society of Paediatric Oncology（GPO）：SIOP II [J]. Medical and pediatric oncology, 1995, 25（3）：166-78.

[85] BOUFFET E. Management of high-risk medulloblastoma [J]. Neuro-Chirurgie, 2021, 67（1）：61-8.

[86] TARBELL N J, FRIEDMAN H, POLKINGHORN W R, et al. High-risk medulloblastoma: a pediatric oncology group randomized trial of chemotherapy before or after radiation therapy（POG 9031）[J]. J Clin Oncol, 2013, 31（23）：2936-41.

[87] VON BUEREN A O, VON HOFF K, PIETSCH T, et al. Treatment of young children with localized medulloblastoma by chemotherapy alone: results of the prospective, multicenter trial HIT 2000 confirming the prognostic impact of histology [J]. Neuro Oncol, 2011, 13（6）：669-79.

[88] NAUNG H, COHEN K J. An intrathecal limited postoperative chemotherapy regimen for the treatment of young children with nodular / desmoplastic medulloblastoma and medulloblastoma with extensive nodularity [J]. Journal of neuro-oncology, 2021, 152 (3): 567-72.

[89] LAFAY-COUSIN L, BOUFFET E, STROTHER D, et al. Phase II Study of Nonmetastatic Desmoplastic Medulloblastoma in Children Younger Than 4 Years of Age: A Report of the Children's Oncology Group (ACNS1221) [J]. J Clin Oncol, 2020, 38 (3): 223-31.

[90] COHEN B H, GEYER J R, MILLER D C, et al. Pilot Study of Intensive Chemotherapy With Peripheral Hematopoietic Cell Support for Children Less Than 3 Years of Age With Malignant Brain Tumors, the CCG-99703 Phase I / II Study. A Report From the Children's Oncology Group [J]. Pediatric neurology, 2015, 53 (1): 31-46.

[91] LAFAY-COUSIN L, SMITH A, CHI S N, et al. Clinical, Pathological, and Molecular Characterization of Infant Medulloblastomas Treated with Sequential High-Dose Chemotherapy [J]. Pediatric blood & cancer, 2016, 63 (9): 1527-34.

[92] THOMPSON E M, ASHLEY D, LANDI D. Current medulloblastoma subgroup specific clinical trials [J]. Translational pediatrics, 2020, 9 (2): 157-62.

[93] MENYHáRT O, GYŐRFFY B. Molecular stratifications, biomarker candidates and new therapeutic options in current medulloblastoma treatment approaches [J]. Cancer metastasis reviews, 2020, 39 (1): 211-33.

[94] HUYBRECHTS S, LE TEUFF G, TAUZIèDE-ESPARIAT A, et al. Prognostic Clinical and Biologic Features for Overall Survival after Relapse in Childhood Medulloblastoma [J]. Cancers, 2021, 13 (53).

[95] 孙艳玲，刘晶晶，杜淑旭，等 101 例儿童复发髓母细胞瘤的序贯治疗生存分析 [J]. 中国当代儿科杂志，2021，23（02）：164-8.

[96] MAGNUS S，GUDRUN F，STEPHAN T，et al. Relapse patterns and outcome after relapse in standard risk medulloblastoma：a report from the HIT-SIOP-PNET4 study [J]. Journal of neuro-oncology，2016，129（3）：515‑524.

[97] 樊代明. 整合肿瘤学·临床卷[M]. 北京：科学出版社，2021.

[98] 李丽，冷军，周霞. 外伤性脊髓不完全损伤症中医临床诊疗专家共识 [J]. 康复学报，2019，29（05）：1-4.

[99] 樊代明. 整合肿瘤学·基础卷[M]. 西安：世界图书出版西安有限公司，2021.

第二篇　中枢神经系统生殖细胞肿瘤

前言

中枢神经系统生殖细胞肿瘤（central nervous system germ cell tumors，CNS GCTs）是儿童及青少年中枢神经系统常见的恶性肿瘤，占儿童原发性神经系统肿瘤的8.1%（中国）~15.3%（日本），好发于3~15岁，常发生于松果体区、鞍上区或丘脑基底节区、少数可发生在三脑室、脑干、胼胝体等中线部位。

生殖细胞肿瘤（Germ Cell Tumors，GCTs）包括生殖细胞瘤（germinoma）和非生殖细胞瘤性生殖细胞肿瘤（nongerminomatous germ cell tumor，NGGCT）两大类。NGGCT包括胚胎癌、卵黄囊瘤、绒毛膜细胞癌、畸胎瘤（成熟型和未成熟型）和畸胎瘤伴恶性转化和混合型生殖细胞肿瘤。其中由两种或两种以上不同生殖细胞肿瘤成分构成的肿瘤称为混合性生殖细胞肿瘤。在生殖细胞肿瘤中，除成熟型畸胎瘤属良性外，其余均为恶性肿瘤。颅内生殖细胞肿瘤中以生殖细胞瘤最多见，占半数以上。

目前国际上治疗 CNS GCTs 均采用放疗、化疗和手术等整合治疗手段。采用整合治疗，纯生殖细胞瘤生存率大于 90%，非生殖细胞瘤性生殖细胞肿瘤生存率达 70%，但肿瘤内成份是预后的关键因素。放疗是 CNS GCTs 整合治疗的重要组成部分，但对儿童远期副作用值得关注，尤其对年龄较小的儿童。长期生存患者可有智力下降、生长发育迟缓、内分泌功能紊乱和不孕不育等后遗症。目前对 3 岁以下的 CNS GCTs 的治疗经验参考文献较少，本指南仅讨论 3 岁以上 CNS GCTs 的诊治方案，并将其简称 GCTs。

─── 第 一 章 ───

概述

第一节　发病率

GCTs占儿童原发性神经系统肿瘤的8.1%（中国）~15.3%（日本），但西方国家资料统计中枢神经系统GCTs发生率占颅内肿瘤比例<4%。颅内生殖细胞肿瘤（intracranial germ cell tumors，iGCTs）男性多见，男女比例为（4~5）:1，但鞍区以女性居多。常发生于松果体区、鞍上区或丘脑基底节区、少数可发生在三脑室、脑干、胼胝体等中线部位。

第二节　病理

1　颅内GCTs的WHO 2021分类表

表 2-1-1　WHO 2021CNS GCTs 的分类

Germ cell tumors	生殖细胞肿瘤
Mature teratoma	成熟型畸胎瘤
Immature teratoma	未成熟型畸胎瘤
Teratoma with somatic-type malignancy	畸胎瘤伴体细胞恶变

Germ cell tumors	生殖细胞肿瘤
Germinoma	生殖细胞瘤
Embryonal carcinoma	胚胎癌
Yolk sac tumor	卵黄囊瘤
Choriocarcinoma	绒毛膜癌
Mixed germ cell tumor	混合性生殖细胞肿瘤

2 生殖细胞瘤

2.1 大体所见

生殖细胞瘤约占iGCTs的2/3，色灰红，大多呈浸润性生长，与周围脑组织边界不清，质软而脆，结节状，肿瘤组织易于脱落，也有肿瘤呈胶冻状，瘤内可出血、坏死和囊性变。肿瘤常以直接蔓延形式向周围脑组织浸润破坏，更可沿脑室壁"匍匐"生长。在松果体区肿瘤可完全取代松果体腺；在鞍上区，肿瘤可直接压迫甚至浸润性侵犯视神经、视交叉和下丘脑。

2.2 镜下观察

显微镜下，瘤细胞由大小两种细胞组成，大细胞类似如上皮细胞，呈圆形，大小一致，胞浆丰富，色灰白，有时嗜伊红色的细胞浆内含有数量各异的糖原颗粒（PAS反应阳性）；细胞核圆形，常见有一突出核仁，并有核分裂象；小细胞混杂于大细胞中间，属于淋巴细胞，免疫学标记显示主要是T淋巴细胞。某些区域还可见到非干酪样肉芽肿浸润，并有异物巨细胞存在，造成诊断困难，尤其是立体定向穿刺活检的标本。两种细胞呈散在或各自呈巢状，彼此互相穿插分布。肿瘤间质较少，血管多少不一。可看到肿瘤呈小灶状或片状坏死，有小出血灶，偶见点状钙化。生殖细胞瘤常含有其他GCTs成分，最多见的是畸胎瘤。

2.3 免疫组化

胎盘碱性磷酸酶（placental alkaline phosphatase, PLAP）在大多数生殖细胞瘤的细胞膜和细胞浆中存在（70%~100%）。半数生殖细胞瘤对人绒毛促性腺激素（HCG）表达阳性。OCT4可在生殖细胞瘤细胞核中表达阳性。

3 畸胎瘤与未成熟畸胎瘤

畸胎瘤由2种或3种胚层分化而成，这些组织虽同时存在，但排列无序，外观上不像正常可辨的组织器官。畸胎瘤可分：成熟型，组织分化充分；未成熟型，组织类似于发育中的胎儿结构；畸胎瘤恶性转化。三种类型可同时存在，有时不容易辨别。

3.1 大体所见

成熟畸胎瘤有完整包膜，边界清楚，表面光滑或结节状，球形或卵圆形，囊变十分常见，切面可见大小不等的囊腔和实体的肿瘤团块以及软骨、骨、毛发等，包膜与脑组织可有粘连。未成熟畸胎瘤边界不清，常有局部浸润；肿瘤中心区的出血和坏死比成熟畸胎瘤更多见。

3.2 镜下观察

在显微镜下，成熟的畸胎瘤常可见紧密连接软骨、骨、腺上皮和横纹肌分布的鳞状上皮，囊壁为纤维结缔组织构成，囊内为多胚层混合组织结构，如皮肤及其附属器、软骨、脂肪、肌肉、神经、呼吸道上皮、肠上皮和柱状上皮等；常见类似于神经元和神经胶质细胞的神经上皮组织。成熟畸胎瘤除发生于松果体区和鞍上区外，还较多见于第四脑室，有浸润性，可随脑脊液播种。脑内畸胎瘤有时包含有生殖细胞瘤、绒毛膜细胞癌或一些幼稚的上皮成分，这种情况应诊断为恶性畸胎瘤或未成熟畸胎瘤。因此诊断畸胎瘤应观察囊内各种结构，以免遗漏恶性畸胎瘤的证据而延误诊断和治疗。

3.3 免疫组化

畸胎瘤结构复杂，免疫组化也呈多样性。胶质细胞组织分化处有胶质纤维酸性蛋白（GFAP）阳性表达。神经元及神经母细胞分化区有神经元特异烯醇化酶（NSE）表达。S-100蛋白对胶质细胞和神经元均为阳性。有滋养细胞分化区者对HCG，HPL（胎盘催乳素），SP1（妊娠特异性B1糖蛋白）为阳性。鳞状上皮分化区对CK，EMA阳性。但纯畸胎瘤对AFP，HCG

均为阴性。

4 卵黄囊瘤

4.1 大体所见

卵黄囊瘤以有内胚窦存在为特征。一般肿瘤质地稍韧，可见出血坏死，肿物可局部浸润，常会随脑脊液通路播散。

4.2 镜下观察

卵黄囊瘤为原始内胚窦的未分化上皮细胞。肿瘤细胞内和细胞间的间质内均有嗜伊红和 PAS 反应阳性结节，这些结节免疫组化 AFP 染色阳性。有时瘤细胞可形成乳头状，乳头中心为一血管及其周围的黏液性间质，单层细胞周围形成上皮管套为一诊断特征。另外，透明小球是另一诊断特征，位于瘤细胞内或游离间质中，大小不一呈球形，均质性透明状，嗜酸性。

4.3 免疫组化

部分卵黄囊瘤对 PLAP 呈阳性表达，多数内胚窦瘤对 AFP，Keratin 呈阳性表达。对 EMA，HPL，SP1，Vinentin 呈阴性表达。

5 胚胎癌

5.1 大体所见

肿瘤灰白色，质脆，常浸润周围脑组织并伴

坏死。

5.2 镜下观察

胚胎癌由原始低分化上皮性成分构成，细胞呈多角形，柱状或立方体。细胞核呈泡状，可见核仁，核分裂象多见。常伴有出血和坏死，有时可有软骨结构。

5.3 免疫组化

CD30，CK，PLAP 呈阳性表达。AFP，HCG 常阴性。

6 绒毛膜细胞癌

6.1 大体所见

绒癌是 GCTs 中最罕见的一种类型，原发于颅内单纯的绒癌极为罕见，仅见数例报道。绒癌可在蛛网膜下腔广泛转移，近23%的病例出现颅外转移，主要是肺，颅外转移病灶常是单纯绒癌。

6.2 镜下观察

主要病理特征是含合体滋养层细胞，此细胞也常在生殖细胞瘤、内胚窦瘤和畸胎瘤等中作为主要成分出现；绒癌的另一个重要细胞组成是细胞滋养层。合体滋养层细胞胞体较大，边界欠清，胞浆嗜伊红，核多形；细胞滋养层胞体较小，边界清楚，胞浆染色清亮，核椭圆。

6.3 免疫组化

HCG，HPL，SP1可呈阳性表达。尤其HCG可呈强阳性表达。PLAP，EMA可部分阳性表达。但AFP，Vim呈阴性表达。

7 免疫组化标记与GCTs类型

表2-1-2 GCTs亚型肿瘤标记物免疫组化表达情况

肿瘤类型	β-HCG	AFP	PLAP
纯生殖细胞瘤	±	—	±
生殖细胞瘤（合体滋养细胞）	+	—	±
胚胎癌	—	—	+
卵黄囊瘤	—	+++	±
绒毛膜细胞癌	+++	—	±
未成熟畸胎瘤	±	±	—
成熟畸胎瘤	—	—	—
混合性生殖细胞肿瘤	±	±	±

第三节 诊断与分型

1 诊断

1.1 临床诊断

iGCT的诊断需结合临床表现、CT及MRI检查的影像学证据以及血清肿瘤标记物。血清肿瘤标记物阳性结合影像学证据即可诊断iGCT。血清肿瘤标记物阴性的GCT如生殖细胞瘤，成熟畸胎瘤及部分血清肿瘤标记物阴性的非成熟畸胎瘤需要手术病理明确诊断。但临床上常因手术取材不足，病理诊断不是诊断肿瘤标记物阴性iGCT的金标准。混合型GCTs因含多个亚型成分，故含有多亚型的病理特征，临床上有出现因取材不足导致混合性GCTs中某种成份漏诊的情况。故建议iGCTs的病理诊断提倡多点取材，尽可能捕捉到混合性GCTs的各种亚型成分。此外，当进行化疗或放疗后的肿瘤进行后继探查手术后所获的标本，因肿瘤受到放疗和化疗影响，部分原始肿瘤坏死消失或经放化疗的诱导分化，在病理检查中常以畸胎瘤或未成熟畸胎瘤为主要或仅剩成分。

1.2 诊断时的评估要求

（1）影像学检查：术前头颅MRI（平扫加增强）、头颅CT平扫、术前颈胸腰椎MRI（增强）。

（2）血清和脑脊液中的肿瘤标志物：AFP和β-hCG。

（3）脑脊液脱落细胞检查。

（4）鞍区肿瘤患者尚需对垂体/下丘脑功能评估（内分泌功能），包括：

①下丘脑-垂体-肾上腺皮质轴（HPA轴）：晨8：00-9：00血皮质醇（服用糖皮质激素前）；②下丘脑-垂体-甲状腺轴（HPT轴）：血清TSH、TT3、TT4、

FT3、FT4；③下丘脑-垂体-性腺轴（HPG轴）：FSH、LH和雌二醇（E2）（女性）/睾酮（T）（男性）；④生长激素（GH）与血IGF-1；E.泌乳素（PRL）；⑤垂体后叶：记录24h尿量，测定血钠、尿比重、血渗透压、尿渗透压。

（5）视力视野检查。

（6）神经心理基线检查（内分泌功能不足及颅高压症状缓解后）。

（7）体格检查和神经系统检查。

2 脊髓播散

脊髓播散常见于生殖细胞瘤及混合性GCTs，脊髓MRI可发现椎管内增强的结节性占位。脊髓播散灶在T1W像上常为等或稍低信号，T2W上为稍高信号，增强后可有强化。

3 病理分型

根据2021WHO病理分类方法，iGCTs可分为生殖细胞瘤、成熟畸胎瘤、未成熟畸胎瘤、畸胎瘤伴体细胞恶变、胚胎癌、卵黄囊瘤、绒癌和混合性生殖细胞肿瘤等不同亚型。根据治疗的不同将其分为纯生殖细胞瘤和非生殖细胞瘤性生殖细胞肿瘤。NGGCT通常为混合性生殖细胞肿瘤。混合性GCTs可包含生殖细瘤、成熟畸胎瘤、未成熟畸胎瘤、胚胎癌、卵黄囊瘤、绒癌等不同的亚型成分。

4 肿瘤标记物分型

根据治疗前血清和/或脑脊液检查肿瘤标记物绒毛膜促性腺激素（β-HCG）或甲胎蛋白（AFP）的升高程度将GCT分为分泌型GCT与非分泌型GCT。

4.1 分泌型GCT

符合原发中枢神经系统肿瘤，且术前血清和/或脑脊液β-HCG > 50mIU/mL和/或AFP > 10ng/mL。但不同地区对肿瘤指标的界定略有差异。北美协作组认为，如血清和/或脑脊液AFP水平为10 ng/mL或更高和/或血清和/或脑脊液β-HCG水平为50 IU/L或更高，则肿瘤为分泌型GCTs。欧洲协作组将血清和/或脑脊液AFP水平为50 ng/mL或更高和/或β-HCG水平为100 IU/L或更高的肿瘤称为分泌型GCTs。

4.2 非分泌型iGCTs

需符合原发中枢神经系统肿瘤，且血清和/或脑脊液β-hCG阴性或大于正常值但≤50mIU/mL，和AFP阴性或大于正常值但≤10ng/mL。在未成熟畸胎瘤中，并非所有患者AFP或β-hCG都达到分泌型GCTs的诊断标准，但由于未成熟畸胎瘤的恶性生物学行为及预后分类，应归入分泌型GCTs进行治疗。

5 预后分型

Matsutani 等根据 iGCTs 的预后提出了对治疗选择具有指导价值的分类方法：①预后良好组：单纯生殖细胞瘤和成熟畸胎瘤；②预后中等组：含合体滋养层细胞的生殖细胞瘤、未成熟畸胎瘤、伴有恶变的畸胎瘤和以生殖细胞瘤或畸胎瘤为主要成分的混合性GCTs；③预后不良组：胚胎癌、卵黄囊瘤、绒癌和以这三者为主要成分的混合性GCTs。

第四节 治疗原则

GCT 的治疗应强调多学科整合诊疗（MDT to HIM）的整合治疗方案。根据血清肿瘤标记物、肿瘤部位、大小，患者症状和脑积水的严重程度整合判断决定整合治疗方案。手术、化疗和放疗是主要治疗方法。

手术目的为：①解除颅高压；②明确病理性质；③切除肿瘤。对非生殖细胞瘤性GCTs全切肿瘤可有效提高5年生存率。对松果体病灶引起的脑积水，可采用脑室镜下三脑室底造瘘术；而鞍上病灶引起的脑积水，可使用脑室-腹腔分流术。肿瘤组织活检是明确肿瘤性质的客观标准。位于松果体区、脑室内的病灶可采用脑室镜下活检；位于丘脑基底节区的病灶可采用立体定向穿刺活检；位于鞍内的病灶可采用显微镜下或内镜下经蝶入路进行活检；位于视交叉、视神经、垂体柄等不易穿刺部位则需采用开颅手术活检。对畸胎瘤或其他非纯生殖细胞瘤性GCTs经化疗和/或放疗后的残留部分则需开颅手术切除。

放疗是iGCTs不可替代的治疗方法。除单纯的成熟畸胎瘤，其余各种类型的GCTs都要放疗。

化疗是iGCT重要的治疗手段，分泌型GCTs均需化疗。对纯生殖细胞瘤，为减小放疗给儿童神经系统带来的损害，目前基于辅助化疗后给予减量减照射野的放疗。

1 分泌型生殖细胞肿瘤

1.1 治疗原则

对AFP>10 ng/mL和/或（-hCG >50 mIU/mL的分泌型GCTs推荐根据肿瘤大小及影像学特征拟定整合治疗方案。AFP及（-hCG阴性的未成熟畸胎瘤也归入此治疗方案。

肿瘤引起明显脑积水，且无播散转移，和/或影像学上支持含有脂肪、皮脂分泌物或钙化骨质等畸胎瘤成份，在充分评估手术风险前提下，可考虑先行手术切除，全切肿瘤同时缓解脑积水，术后行化疗4~6周期，再行放疗。

瘤体较大，影像学不支持典型的畸胎瘤成份，经评估手术切除风险高或肿瘤全切可能性不大，则行分流术/三脑室底造瘘术/外引流术缓解脑积水后行化疗4~6周期。应在化疗的每个周期进行肿瘤标记物检测，通常每两周期化疗行核磁共振影像评估；若肿瘤标志物无下降或出现升高，或患者症状进展，应及时行核磁检查评估肿瘤情况。若化疗过程中瘤体无明显缩小或出现增大趋势，肿瘤标记物无进行性下降，则应考虑手术切除，然后行放疗。

瘤体较小患者，如影像学支持含明显的畸胎瘤成份，可考虑先手术切除肿瘤。切除肿瘤后行化疗4~6周期，然后做全脑全脊髓放疗。

瘤体较小且无明显脑积水患者，影像学上不支持含典型的畸胎瘤成份，可直接行化疗。应在化疗每个周期行肿瘤标记物检测，通常每两周期化疗行MRI影像评估；若肿瘤标志物无下降或出现升高，或患者症状进展，应及时行MRI检查评估肿瘤情况。如肿瘤全消（CR）或肿瘤明显缩小（PR）且肿瘤标志物恢复正常，化疗结束后行放疗；如化疗期间肿瘤残留和/或肿瘤标志物仍高于正常者，推荐行后继探查手术（second look surgery）尽量全切肿瘤，再完成后续化疗疗程，最后行放疗。

1.2 化疗

1.2.1 分泌型NGGCT的化疗方案

化疗是分泌型GCTs重要的治疗方法。当分泌型GCTs瘤体较大，磁共振增强扫描病灶均匀强化时，化疗常为首先实施的治疗方法。目的是减少肿瘤血供，缩小肿瘤体积，为全切肿瘤创造条件。当化疗后肿瘤完全消退，则避免了手术，化疗后直接放疗即可。化疗以铂类为基础。目前对初治分泌型GCTs的化疗方案有如下三种（见表2-1-3）。肿瘤标志物的评估需每个化疗疗程前进行。MRI影像学评估通常每一到两周期化疗进行。当完成所有化疗疗程后，若肿瘤有残留，和/或肿瘤标志物仍高于正常者，推荐行手术切除残余肿瘤，然后再行放疗。另一种情况是，当自第二疗程起化疗前评估发现瘤体缩小不明显，为减少生长性畸胎瘤综合征带来的危害，可建议先行肿瘤切除，然后继续完成化疗，最后行放疗。

表2-1-3　非生殖细胞瘤性恶性GCTs的化疗方案[a]

方案		药物	剂量	用药时间/途径	备注
日本协作组[b]	CARE	卡铂	450 mg/m²/天	Day 1，静脉	●CARE 3疗程，与放疗同步；同步放化疗结束后，部分缓解者，继续ICE 3疗程，每疗程28天 ●高危组病人则采用ICE与放疗同步，共5疗程，每疗程28天
		依托泊苷	150 mg/m²/天	Day 1~3，静脉	
	ICE	异环磷酰胺	900 mg/m²/天	Day 1~5，静脉	
		美斯钠	180 mg/m²/剂	每日3剂，Day 1~5，静脉（0，4，8小时）	
		顺铂	20 mg/m²/天	Day 1~5，静脉	
		依托泊苷	60 mg/m²/天	Day 1~5，静脉	
ACNS0122	A	依托泊苷	90 mg/m²/天	Day 1~3，静脉	●A方案和B方案交替，每疗程21天，共6疗程 ●化疗在手术后31天内开始 ●放疗在最后1次化疗结束血象恢复时即开始，不晚于6周
		卡铂	600 mg/m²/天	Day 1，静脉	
	B	异环磷酰胺	1800 mg/m²/天	Day 1~5，静脉	
		美斯钠[c]	360 mg/m²/剂	每日5剂，Day 1~5，静脉（0，3，6，9，12小时）	
		依托泊苷	90 mg/m²/天	Day 1~5，静脉	
PEI		异环磷酰胺	1500 mg/m²/天	Day 1~5，静脉	共4疗程
		美斯钠	300 mg/m²/剂	每日3剂，Day 1~5，静脉（0，4，8小时）	
		顺铂	20 mg/m²/天	Day 1~5，静脉	
		依托泊苷	60 mg/m²/天	Day 1~5，静脉	

注：
a.化疗存在风险，治疗相关并发症可能导致病人死亡，故建议在有化疗经验的治疗中心进行，支持治疗可参照第一章第四节

1.2.2，也可依据各治疗中心诊疗常规。

b.日本协作组采用放化疗同步策略，故 ICE 方案化疗剂量低于 PEI 方案。其他协作者采用先化疗后放疗，两种策略未曾比较优劣。

c.美斯钠每日总剂量为 1800 mg/m²/天（ACNS0122 方案规定），具体给药方法各中心可根据本中心常规调整，但每日总剂量不应少于方案规定。

1.2.2　化疗不良反应的预防和处理

化疗期间常见不良反应包括恶心、呕吐、骨髓抑制、感染、心肌损害、肝肾功能不全等。化疗患者必须建立静脉通路，推荐使用中心静脉留置导管。常见化疗并发症如下：

（1）呕吐：异环磷酰胺、依托泊苷和卡铂属中高致吐化疗药物，应根据需要预防性使用相应止吐药。对颅内 GCTs，应尽可能避免使用皮质类固醇作为止吐药。

（2）骨髓抑制：如有条件，患儿（者）化疗结束后 24~48h 起使用 G-CSF，并持续到血象经过最低点后中性粒细胞绝对值（ANC）回升至 > 1.5 ×10⁹/L 结束。下一疗程至少应在 G-CSF 停止后 48h 才开始使用。如血红蛋白（Hb）<60~70g/L 或贫血伴有相应症状，输注浓缩红细胞。血小板<20×10⁹/L 或有出血症状，输注血小板。如条件允许，辐照血制品更合适。

（3）粒细胞缺乏性发热（neutropenic fever）：中性粒细胞<0.5×10⁹/L 或预计 2 d 后降至 0.5×10⁹/L 以下者，24 h 内 3 次口温>38.0 ℃（间隔 4 h 以上）或 1 次体温>

38.3℃，或1次体温>38.0℃持续1 h以上，即为粒细胞缺乏发热。进行各种微生物学检查同时，应积极使用广谱抗生素。广谱抗生素使用后，粒细胞缺乏持续5 d以上且体温不退，即使无辅助检查依据，应考虑开始经验性抗深部真菌治疗，并进行必要的检查如肺高分辨CT，以发现早期真菌感染。如微生物学检查均阴性，抗感染治疗应持续到ANC至少>0.5×10⁹/L且>48 h无热。

（4）伊氏肺孢子菌肺炎：应积极预防。所有患儿从治疗开始使用复方新诺明25 mg/（kg·d）（分2次，每周3 d）进行预防。直至全部放化疗结束后6月。

（5）出血性膀胱炎：异环磷酰胺和大剂量环磷酰胺可导致出血性膀胱炎。充分水化和同时使用美斯钠可预防出血性膀胱炎发生。

1.3　放疗

分泌型GCTs的放疗方案目前采用全脑全脊髓放疗30~36Gy，局部病灶推量至54Gy。分泌型GCTs的放疗方案基于以下研究，需注意，不同放疗方案所对应的化疗方案有所不同。

1.3.1　美国儿童肿瘤协作组ACNS0122

化疗（6疗程）后所有患者均接受CSI放疗（36 Gy）加局部补量（总剂量54 Gy），102例符合研究条件的病例中（M0），5年EFS为84%±4%，5年OS为

93%±3%。局部复发10%，远处转移4%。提示CSI放疗对远处复发有控制作用。

1.3.2 欧洲国际儿童肿瘤协作组SIOP-CNS-GCT96

化疗（4疗程）后患者接受放疗。局部病变患者仅接受局部照射（FR 54Gy），有转移患者接受CSI。两组远处转移率相似，分别是11%和12%。116例符合研究条件的局部病变患者（M0），5年PFS为72%±4%，5年OS为82%±4%。

1.3.3 美国儿童肿瘤协作组ACNS1123

化疗（同ACNS0122研究）后，接受WVI（30.6 Gy）加局部补量（总剂量54 Gy），66例符合研究条件的病例中（M0），3年PFS为87.8%±4.04%，3年OS为92.4%±3.3%。在随访期内全组有8例患者（12.1%）出现脑脊液播散。

1.3.4 放疗不良反应的预防和处理

放疗期间常见不良反应包括恶心、呕吐、骨髓抑制、皮肤反应和感染等，一般予积极对症治疗后好转。患者每周至少复查1次血常规和电解质，在中性粒细胞绝对值（absolute value of neutrophils，ANC）<$1.0×10^9$/L（或白细胞<$2×10^9$/L，ANC不可得时），或血小板<$50×10^9$/L时中止放疗，出现其他3~4级严重不良反应时也建议暂停放疗。

放疗后的远期不良反应：高剂量放疗会给患者（尤其是低龄儿童）带来生长发育、神经认知和内分泌功能受损等远期不良反应。减低放疗剂量后，放疗反应会减少。不过对低龄儿童，选择放疗技术和剂量时仍需尽量减免放疗不良反应。

2 非分泌型GCTs

2.1 治疗方案

2.1.1 肿瘤标记物阳性

AFP高于实验室参考值上限但≤10ng/mL和/或（-hCG高于实验室参考值但≤50mIU/mL，诊断上考虑含合体滋养层巨细胞的生殖细胞瘤、未成熟畸胎瘤或含少量卵黄囊瘤及绒癌的混合性GCTs。单纯AFP的轻度升高，也需除外急慢性肝炎、病毒性肝炎等非肿瘤因素所致。由于肿瘤标志物阈值达不到诊断标准，故推荐行立体定向活检或内镜下活检或开颅手术活检，术中送快速病理诊断。如病理为未成熟畸胎瘤和混合性GCTs，治疗参见前述章节（第一章第四节1分泌型生殖细胞肿瘤）。如为生殖细胞瘤，则可直接行减量全中枢放疗加局部推量放疗，不做化疗；纯生殖细胞瘤另一种治疗方案是可先行化疗4周期，然后行减量放疗，此种方案尤其适于低龄儿童或放疗耐受性差者。对纯生殖细胞瘤的上述两种治疗方案哪种更优尚无明确结论。

2.1.2 肿瘤标记物阴性

肿瘤标记物阴性，诊断考虑纯生殖细胞瘤或畸胎瘤（或含有未成熟成份）。若影像提示纯生殖细胞瘤，建议行立体定向活检或内镜下活检或开颅手术活检，术中送快速病理诊断。纯生殖细胞瘤明确诊断后，年长儿童及成年人对放疗耐受性好者，可不行化疗，直接行减量全中枢放疗加局部推量放疗。年幼儿童或放射耐受差者可行化疗4周期，然后行减量放疗（见第一章第四节2.3）。若影像提示畸胎瘤，则建议开颅手术，术中快速病理诊断含有畸胎瘤成份，则尽量全切肿瘤。根据病理结果，成熟畸胎瘤可长期随访，未成熟畸胎瘤术后需化放疗。未行活检者须密切随访。活检提示炎性病变时，应进一步排除假阴性可能。

2.1.3 诊断性治疗

非分泌型GCTs由于肿瘤标志物是阴性或轻度升高，不能依靠肿瘤标志物明确诊断，为了避免误诊误治，首选活检或手术明确病理诊断。但在一些特殊情况下，患者全身条件差不能耐受麻醉等有创操作、手术风险极高或不适宜活检、或患者不接受手术，当病史和临床特点高度符合纯生殖细胞瘤诊断时，可考虑诊断性放疗或诊断性化疗。诊断性治疗需充分知情同意，并密切观察病情，诊断性化疗一周期即需复查MRI了解肿瘤是否缩小；诊断性放疗次数不超过10

次，传统试验性放疗剂量一般是15-20Gy/10次。国内也有学者提出采用更低剂量如10.8Gy/6次、10Gy/5次，或3.4Gy/2次的试验性放疗整合化疗方法也能取得相仿的效果。如肿瘤无明显缩小，则终止诊断性治疗。尽管如此，对肿瘤标记物阴性者，国内外目前多提倡手术明确组织学病理诊断，尽可能避免试验性治疗。

2.2 放疗

2.2.1 局限型单纯性生殖细胞瘤

目前尚无标准放疗方案。可采用单纯减低剂量全脑全脊髓放疗（craniospinal Irradiation，CSI）整合局部病灶推量，也可采用先以铂类为基础的整合化疗之后行全脑室照射（Whole-Ventricle Irradiation，WVI）、全脑照射（Whole-Brain Irradiation，WBI）或CSI的整合治疗方案，每种方案各有利弊，均能获得较好疗效，5年OS达90%以上。纯生殖细胞瘤放射剂量低于分泌型GCTs的放射剂量，放射不良反应相对较小。

2.2.2 播散型生殖细胞瘤

建议采用CSI 24Gy+局部补充放疗16Gy。目前，以CSI加局部补量的单纯放疗模式是播散型生殖细胞瘤的主要治疗方法。

2.3 化疗整合放疗

生殖细胞瘤对化疗敏感。一般来讲，化疗药物多数以铂类（P）为基础，整合长春新碱（V），依托泊苷（E），环磷酰胺（C），异环磷酰胺（I），博来霉素（B），甲氨蝶呤（M）等。但长期观察发现，单独化疗长期疗效较差。总体分析，目前初治单纯生殖细胞瘤在放疗基础上加用化疗无生存期获益，但对儿童有可能降低放疗剂量和减少全中枢照射范围，因此可能减少放疗不良反应。但相关研究尚未取得最后肯定结果。纯生殖细胞瘤化疗方案如表2-1-4。

采用化疗整合放疗的治疗模式，放疗技术多采用全脑室放疗（WVI）和全脑放疗（WBI）技术，也有采用全脑全脊髓放疗。目前常用化疗后放疗剂量：预防性WVI/WBI/CSI放疗剂量20~24 Gy，局部补量加至总剂量30~40Gy。

由于缺乏高级别证据，关于非分泌型GCTs放疗的最佳治疗模式尚待临床研究。放疗科医师需整合考虑患者年龄、肿瘤大小、生长发育和前期化疗反应等多种因素合理选择放疗技术。

纯生殖细胞瘤的化疗反应及处理见上文第一章第四节1.2.2。

表2-1-4　纯生殖细胞瘤化疗方案[a]

方案		药物	剂量	用药时间/途径	备注
日本协作组[b]	CARE	卡铂	450 mg/m²/天	Day 1, 静脉	3疗程, 与放疗同步;
		依托泊苷	150 mg/m²/天	Day 1~3, 静脉	
EP		依托泊苷	100 mg/m²/天	Day 1~5, 静脉	● 每疗程 21天, 共4疗程; ● 放疗在全部化疗结束血象恢复时即开始
		顺铂	20 mg/m²/天	Day 1~5, 静脉	
EC		依托泊苷	150 mg/m²/天	Day 1~3, 静脉	● 每疗程 21天, 共4疗程; ● 放疗在最后1次化疗结束血象恢复时即开始, 不晚于6周
		卡铂	600 mg/m²/天	Day 1, 静脉	
KSPNOG051/G081	A	依托泊苷	150 mg/m²/天	Day 1~3, 静脉	● A 方案和B方案交替, 每疗程21天, 共4疗程; ● 放疗在全部化疗结束后 4~5 周内开始
		卡铂	450 mg/m²/天	Day 1, 静脉	
	B	依托泊苷	150 mg/m²/天	Day 1~3, 静脉	
		环磷酰胺	1000 mg/m²/天	Day 1~2, 静脉	
		美斯钠[c]	350 mg/m²/剂	每日 3 剂, Day 1~2, 静脉(0, 3,6小时)	

注:

a. 化疗存在风险, 治疗相关并发症可能导致病人死亡, 故建议在有化疗经验的治疗中心进行, 支持治疗可参照上文第一章第四节1.2.2, 也可依据各治疗中心诊疗常规。

b. 日本协作组采用放化疗同步策略, 其他协作者采用先化疗后放疗, 两种策略未曾比较优劣。

c. 美斯钠每日总剂量为 1050 mg/m²/天 (文献方案规定), 具体给药方法各中心可根据本中心常规调整, 但每日总剂量不应少于方案规定。

第五节 首程治疗与后继探查手术

1 首程治疗

颅内GCTs的首程治疗包括：化疗、放疗、与手术治疗等，不同病理类型的GCTs首程治疗方式不尽相同。正如上文所述，纯生殖细胞瘤属于非分泌型GCTs，可采用减低剂量的全脑全脊髓放疗（见上文第一章第四节2.2）或化疗与放疗的整合方案治疗（见上文第一章第四节2.3）。分泌型混合性GCTs可采用先化疗后放疗的整合治疗方案。而肿瘤标志物阴性的未成熟畸胎瘤则采用先手术后辅助化疗和放疗的整合治疗。首程治疗对GCTs非常重要。错误的首程治疗方案常会贻误治疗机会，有时可给患者带来致命性不良后果。首程治疗前肿瘤标志物的水平，对GCTs的病理整合诊断有重要意义，且对预后、危险度的划分具有提示意义。同时首程治疗后肿瘤标志物的变化需密切随访，特别关注。尤其是治疗过程中指标反弹预示着高危播散风险。

2 生长性畸胎瘤综合征

颅内GCTs在首程治疗中，尤其是分泌型GCTs瘤在化疗过程中出现肿瘤指标达到正常，但肿瘤持续增大的现象。这时病灶以成熟畸胎瘤为主要成分。手术是唯一有效的治疗方法。手术全切肿瘤后，患者预后较好，可获治愈可能性。

生长性畸胎瘤综合征发生率约11%，常成为神经外科危象。由于生长性畸胎瘤综合征发生在化疗中，可出现颅内高压甚至脑疝时与骨髓抑制同时存在，导致需做手术时血小板和白细胞极低，患者无法或得及时手术的可能性。

3 后继探查手术（Second look surgery）

国内有学者译为二次手术或二次观察手术，相对于首程治疗（Primary treatment），译为后继探查手术更加符合原意。首次治疗包括化疗，放疗和/或手术治疗。Second look surgery特指对首次治疗后残留病灶做手术切除，以达到根治肿瘤的目的，有时并非第2次手术。后继探查手术的意义在于明确残留肿瘤的病理性质，以及再次全切肿瘤给予患者在生存期上的获益。

后继探查手术的时机应在化疗第二个疗程前开始评估，以避免生长性畸胎瘤现象的出现，导致治疗上因在化疗时的骨髓抑制期出现肿瘤突然生长而导致高颅压危象。在后继探查术之后，即使是生长性畸胎瘤也应完成剩余的化疗疗程及化疗后常规放疗方案。

4 残存小病灶的处理

如残存病灶小，直径小于1cm，无临床症状，且PET，3D MRS等未能证实肿瘤活性，可能只是残存的"疤痕组织"，可密切随访。如残留小病灶是曾经手术证实的未成熟畸胎瘤，可考虑对残存小病灶追加放射外科治疗。

第六节 脑积水的处理

有明显阻塞性脑积水者应作脑脊液转流术（脑室外引流术、三脑室造瘘术或者脑室-腹腔/心房分流术，可根据实际情况选择），以降低颅内压，为进一步治疗创造条件。

松果体区 GCTs

第一节 临床表现

表现为颅内压增高症状，一般病程较短，约数月。常因肿瘤突向第三脑室后部，阻塞中脑导水管上口，或向前下发展压迫导水管发生阻塞性脑积水，引起颅内压升高，出现头痛、呕吐、视乳头水肿及视力减退、外展麻痹等。Parinaud综合征，肿瘤压迫四叠体上丘，引起眼球上下运动困难、瞳孔扩大及光反应消失，或瞳孔不等大。肿瘤较大压迫下丘和内侧膝状体，可引起耳鸣和听力减退。压迫小脑上脚和上蚓部可出现躯体共济失调及眼震。分泌型肿瘤可表现性早熟现象。

第二节 影像学表现

松果体是GCTs第一好发部位。影像学上纯生殖细胞瘤及畸胎瘤有相对特异表现，其他亚类肿瘤影像无明显特征，主要鉴别肿瘤为松果体实质细胞来源肿瘤。

1 纯生殖细胞瘤

纯生殖细胞瘤CT特征包括：边界清楚，实性为主，平扫呈略高密度，可有囊变。原有松果体钙化表现为被肿瘤包裹，呈"弹丸样"表现。这与松果体实质细胞肿瘤原有松果体钙化呈爆裂状散布不同。典型生殖细胞瘤在MRI上，T1W像上常为等或稍低信号，T2W上为稍高信号，增强后明显强化呈蝴蝶征；囊变病灶在T1W为低信号，T2W为更高信号。当有周围结构浸润时可见瘤周水肿。

2 混合性生殖细胞肿瘤

混合性生殖细胞肿瘤常表现为实质性。MRI T1WI通常等呈或低信号，若T1WI出现稍高或混杂信号，则考虑肿瘤卒中可能；T2WI为不均匀高信号，增强后有明显不均匀强化；且恶性程度愈高，肿瘤强化就愈明显。而畸胎瘤因内部不同组织成分增殖速度不同且多有囊变，呈不规则结节或分叶状，肿瘤周边呈泡状突出，结合CT钙化灶及MRI脂质成分，可确定畸胎瘤存在；不含畸胎瘤成分的混合性GCTs形状多呈圆形或类圆形，边缘稍有毛糙，且增强明显，信号相对均匀，胚胎性癌和绒癌成分常伴出血。

第三节　诊断与鉴别诊断

松果体区GCT的诊断需结合临床表现、CT及MRI的影像学证据及血清肿瘤标记物。分泌型GCTs当血清肿瘤标记物阳性结合影像学证据即可诊断。血清肿瘤标记物阴性的GCTs如生殖细胞瘤、畸胎瘤及部分血清肿瘤标记物阴性的非成熟畸胎瘤需要与松果体细胞瘤，松果体母细胞瘤，松果体区胶质瘤等相鉴别，最终根据病理结果确诊。

第四节　治疗

1　解除脑积水

松果体区GCTs伴有脑积水且症状较明显时需急诊或限时行脑积水引流术。推荐脑室镜下行三脑室底造瘘术，此术式可同时做松果体区肿瘤活检。此外在条件或技术受限医院可行脑室外引流术，或脑室腹腔分流术。

2　初治成熟畸胎瘤

对成熟畸胎瘤，手术治疗是首选，最大可能全切肿瘤（maximal surgical resection）是最基本疗法。对未能切除的成熟畸胎瘤可尝试立体定向放疗或普通放疗。

3 纯生殖细胞瘤

对 AFP 及 hCG 阴性患者，需手术明确病理。可采用脑室镜下活检、或立体定向穿刺、或开颅手术切除获得病理。然后进行放疗，或化疗与放疗整合。方案详见第一章第四节。

当 AFP 高于参考值但 ≤10ng/mL 和/或（-hCG 高于实验室参考值但 <50mIU/mL 时，处理参照第一章第四节 2.1。原则上应尽可能活检得病理确诊后再进相应的整合治疗。如患者不愿意手术或具有手术禁忌征，可适当采取诊断性治疗，见第一章第四节 2.1。

4 分泌型 GCTs

分泌性 GCTs，有多种不同的组织病理类型，有时同时存在。不同病理类型预后不同，但治疗方案相同。标准治疗方案是在解除脑积水后，先以铂类为基础的整合化疗后行放疗和手术治疗。

4.1 手术治疗

当松果体区 GCTs 中的成份在影像学上表现高度符合畸胎瘤（如含有脂肪、皮脂分泌物、或钙化骨质等）或未成熟畸胎瘤（如多囊变等）时，建议首选手术治疗。当分泌型 GCTs 体积较小，最大径小于 3cm

时，可考虑先行手术治疗。术前肿瘤标志物为阳性，不管病理检查报告为何种类型，术后都必须行化疗和放疗。

4.2 化疗

当松果体区分泌型GCTs体积较大（最大径超过3cm），化疗常为首先实施的治疗方法。目的是减少肿瘤血供，缩小瘤体，为全切肿瘤创造条件。化疗以铂类为基础。方案见上文第一章第四节。

此外，各种肿瘤化疗相关的支持治疗，如，集落刺激因子、血制品输注、化疗药物剂量调整和感染预防等常规，同样适用，此处不再赘述。

4.3 化疗后放疗

NGMGCT的放疗方案目前多采用全脑全脊髓放疗30~36Gy，局部病灶推量至54Gy。详见上文第一章第四节。

4.4 后继探查手术（Second look surgery）

后继探查手术意义在于明确残留肿瘤的病理性质，以及全切肿瘤给予患者在生存期上的获益。详见上文第一章第五节。

— 第三章 —

鞍区 GCTs

第一节　临床表现

多数患者以尿崩症（diabetes insipidus）为首发症状，并可在较长时间（数月~数年）内为唯一症状。24小时尿量可达4~6L，最多10L以上，尿比重尿渗透压明显低于正常。儿童青少年可伴有生长和/或发育障碍，分泌HCG者特别是男性儿童可表现为性早熟。随病灶增大，出现更多垂体功能减退症状如乏力纳差体重下降和视力下降视野缺损等占位表现。肿瘤直接压迫或为巨大肿瘤阻塞室间孔引起脑积水而致颅高压性头痛、呕吐等。

第二节　影像学表现

鞍区为GCTs第二好发部位。常起源于垂体柄和下丘脑，因此多数肿瘤MRI上可见正常垂体，从而鉴别垂体来源肿瘤。

1　纯生殖细胞瘤

纯生殖细胞瘤在 CT 上为密度较高且均匀的实质性病灶，较大者可侵犯海绵窦。典型生殖细胞瘤在 MRI 上，T1W 像上常为等或稍低信号，T2W 上为稍高信号，增强后明显均匀强化。肿瘤小时常表现为垂体柄小结节，或仅表现为垂体柄增粗，此时与组织细胞增生症鉴别困难。

2　混合性 GCTs

混合性 GCTs 常表现为实质性。MRI T1WI 通常等呈或低信号，若 T1WI 出现稍高或混杂信号，则考虑为肿瘤卒中可能；T2WI 为不均匀高信号，增强后有明显不均匀强化；而且恶性程度愈高，肿瘤强化愈明显。而畸胎瘤因内部不同组织成分增殖速度不同且多有囊变，呈不规则结节或分叶状，肿瘤周边呈泡状突出，结合 CT 所见钙化灶及 MRI 所见脂质成分，可确定畸胎瘤的存在；不含畸胎瘤成分的混合性 GCTs 形状多呈圆形或类圆形，边缘稍有毛糙，且增强明显，信号相对均匀，胚胎性癌和绒癌成分常伴出血。

第三节　诊断与鉴别诊断

鞍区 GCTs 的诊断需结合临床表现、CT 及 MRI 检查的影像学证据以及血清肿瘤标记物。分泌型GCTs当血清或脑脊液肿瘤标记物阳性结合影像学证据即可诊断。血清或脑脊液肿瘤标记物阴性的GCT如生殖细胞瘤、畸胎瘤以及部分血清肿瘤标记物阴性的非成熟畸胎瘤需要与下丘脑胶质瘤、颅咽管瘤、组织细胞增生症等相鉴别。

第四节 治疗

1 解除脑积水

鞍区GCTs出现脑积水且颅高压症状明显时需急诊或限时行脑脊液引流术。由于鞍区病灶经常阻塞双侧孟氏孔，常需做双侧脑室外引流或带"Y"形管的双侧脑室腹腔分流。术时应考虑到日后可能需要做开颅肿瘤切除，因此分流管应从耳后排入腹腔。

2 非分泌型GCTs

非分泌型GCTs治疗原则以活检后放疗为主。有视力视野影响的患者同时做视神经减压。

2.1 肿瘤标记物阳性

AFP高于参考值但≤10ng/mL和/或（-hCG高于参考值但≤50mIU/mL，结合影像学检查考虑疑似混合性GCTs的患者优先推荐手术做安全切除肿瘤或活检，以明确病理，指导下一步治疗策略。如影像学考虑纯生殖细胞瘤者，经多学科整合诊疗（MDT to HIM）讨论后，可施行诊断性治疗。但目前治疗有先手术活检取得病理证实后再施行治疗的趋势。

2.2 肿瘤标记物阴性

先行手术活检，术中送快速病理，若考虑纯生殖细胞瘤，则停止手术，术后行化疗整合放疗。若术中见肿瘤含有畸胎瘤成分，则尽量全切肿瘤。根据病理结果，成熟畸胎瘤可长期随访，未成熟畸胎瘤术后需化放疗。尿崩症起病，影像仅见垂体柄增粗患者，应积极活检（垂体柄>6mm）；未行活检者必须密切随访。活检提示炎性病变时，应进一步排除假阴性可能。

2.3 鞍区非分泌型 GCTs，

对于儿童患者为减轻放疗对垂体及下丘脑、视神经的影响，可采用活检后化疗整合减量放疗或单纯减量全中枢放疗整合局部病灶推量。

3 分泌型 GCTs

当 AFP>10ng/mL，和/或（-hCG >50 mIU/mL，考虑非生殖细胞瘤性恶性生殖细胞肿瘤（NGmGCT）时，推荐据肿瘤大小及视神经受压情况选治疗方案。

（1）视力视野未受明显影响者，先行化疗，化疗1~2疗程后若瘤体无明显缩小，则行后继探查手术尽可能安全全切肿瘤，再完成后续化疗疗程，最后行放疗。如化疗1~2疗程后，瘤体明显缩小，则继续化疗至疗程结束后再放疗。若化疗疗程结束后肿瘤体积仍>1cm³，则也可考虑后继探查手术切除肿瘤后再行放疗。

（2）肿瘤虽然不大（最大径<3cm），但影像学表现肿瘤不均质，疑似以成熟或未成熟畸胎瘤为主，则先行肿瘤切除，然后根据病理诊断再行化疗及放疗。

（3）若肿瘤体积大，患者视力已受严重影响，且影像学支持有畸胎瘤或未成熟畸胎瘤成份，则先行手术做视神经减压。对此类巨大鞍区肿瘤首次手术在完成视神经减压目的后全切有困难者建议结束手术。在行化疗后评估进行后继探查手术的可能性。如果外科评估手术不易达到视神经解压，或影像学表现肿瘤内以非畸胎瘤（或未成熟畸胎瘤）成分为主，也可行化疗1~2疗程后进行评估，再决定后续治疗方案（参见第三章第四节3.1）。

（4）化疗方案详见上文第一章第四节。由于鞍区GCTs常同时伴尿崩症等各种内分泌功能紊乱，常用化疗药物（如环磷酰胺，异环磷酰胺和顺铂）又需大量水化（hyperhydration），此类方案仅适合在具有良好内分泌科支持且有丰富化疗经验的化疗中心使用。

（5）放疗方案见上文第一章第四节。

4 内分泌评估和治疗

鞍区GCT患者多以尿崩、生长发育障碍等垂体功能异常表现就诊。明确诊断、治疗中和治疗后长期随访，患者均应由内分泌科专科医师评估内分泌功能、下丘脑功能和代谢异常，并予以相应治疗。

4.1 评估

（1）内分泌功能：晨血皮质醇、甲状腺功能（TSH、TT3、TT4、FT3、FT4）、性腺激素[FSH、LH和E2（女性）/T（男性）]、生长激素（GH）/胰岛素样生长因子1（IGF-1）；泌乳素（PRL）；必要时行胰岛素低血糖兴奋试验或ACTH兴奋试验明确肾上腺皮质功能、胰岛素低血糖兴奋试验和精氨酸兴奋试验等明确GH分泌储备功能；评估24h尿量，测定血电解质、血尿渗透压，必要时禁水加压试验确认有无尿崩症；渴感缺失尿崩症患者易饮水不足而脱水出现高钠血症。临床上监测儿童/青少年患者的身高增长速度和发育情况可有效辨识其生长激素分泌和性腺功能。

（2）下丘脑功能评估：病灶累及下丘脑患者可有摄食障碍如贪食、体温调节障碍如中枢性发热、情绪改变、记忆力减退、嗜睡、无汗等。

（3）代谢异常：鞍区GCT患者高尿酸、高血脂、脂肪肝、糖尿病、骨质疏松等代谢异常发生风险增加。需监测体重、腰围和臀围；空腹血糖及餐后血糖、糖化血红蛋白；血脂谱（甘油三酯、总胆固醇、低密度脂蛋白胆固醇、高密度脂蛋白胆固醇）；血尿酸和尿尿酸；肝肾功能电解质和肝脏超声等。

4.2 治疗

鞍区GCT患者治疗前后全程内分泌平和治疗是整合治疗的重要内容，是提高GCT患者肿瘤治愈后身体状况和生活质量的关键。

4.2.1 垂体功能减退治疗的基本原则为替代治疗。

（1）肾上腺皮质功能减退：首选氢化可的松或可的松替代。日常替代剂量为氢化可的松（5~20mg，分2~3次）或可的松（5~25mg，分2次）（晨起用50%剂量），可根据体重、精神胃纳体重变化等调整，感染、手术等应激状况下适当增加剂量。在放/化疗期间，如用较大剂量地塞米松或甲强龙等治疗，停用氢化可的松/可的松的替代；同时应警惕大剂量糖皮质激素的副作用，合理使用有效安全剂量。

（2）甲状腺功能减退：建议选用左旋甲状腺素钠片替代，晨起空腹顿服，剂量范围12.5~150ug/日，与体重和甲状腺激素缺乏程度相关；开始用药或剂量改变后4~6周复查血清FT_3、FT_4、TT_3、TT_4，以维持TT_4、FT_4在正常参考范围中上水平和TT_3、FT_3维持在正常范围内为目标，注意不应根据TSH水平调整剂量。替代剂量达标的儿童青少年患者仍应每半年复查甲状腺功能以优化剂量。

（3）尿崩症：首选去氨加压素（desmopressin，DDAVP），常用口服片剂。每日剂量范围0.05~1.2mg，分1~4次给药。常以睡前给药作为起始治疗以改善夜尿症状，之后可按需加用早晨和/或中午给药。也可选用长效尿崩停即鞣酸加压素注射液，深部肌内注射，可从0.05mL起始，根据尿量调整剂量，以一次注射能控制多尿症状3~6天为宜。渴感缺失患者主动饮水意愿弱饮水少于尿量易致脱水而发生高钠血症，需要更多细致照护，积极控制尿量同时量出为入维持出入液量平衡。

（4）生长激素（GH）缺乏与性腺功能减退：目前尚无证据显示GH或性激素替代治疗会增加肿瘤的发生或复发，但尚无针对GCT患者GH或性激素替代治疗的指南或共识。

4.2.2　代谢异常

规范内分泌激素替代治疗同时合理营养和适当运动预防高血糖高血脂和高尿酸、骨质疏松，必要时给予相应降糖、降脂、降尿酸药物治疗。

4.2.3　其他下丘脑功能障碍

可能在病因治疗后好转或持续存在。相关治疗证据较少，目前一般仅能对症处理。发热应注意排除其他原因。

—— 第四章 ——

丘脑基底节区 GCTs

第一节　临床表现

病程缓慢，发病隐匿。平均为2.6年，首发症状以锥体束或锥体外系症状为主，如单侧肢体无力、行走不稳等，可有性格改变或精神障碍。分泌型GCTs可有性早熟。而因肿瘤出血突然起病者较其他部位为多。

第二节　影像学表现

1　纯生殖细胞瘤

丘脑基底节区GCTs中，最常见为纯生殖细胞瘤。常见两种影像表现：一种即肿块，影像特征与松果体及鞍区病灶类似，CT呈略高密度，肿块内可见钙化、囊变，增强后实质部分强化明显。另一种表现特殊，仅在T2W上有小片高信号，无强化或轻微强化，容易忽视。但SWI可见信号减低，同时常可见负性占位效应，即病灶同侧侧脑室较对侧增大，同侧大脑脚萎缩变小。此种现象常为 GCTs 的早期表现。

2 混合性 GCTs

影像特征相对较少，常表现为实质性。MRI T1WI 通常等呈或低信号，若 T1WI 出现稍高或混杂信号，则考虑为肿瘤卒中可能；T2WI 为不均匀高信号，增强后有明显不均匀强化；且恶性程度愈高，肿瘤强化愈明显。而畸胎瘤因内部不同组织成分增殖速度不同且多有囊变，故呈不规则结节或分叶状，肿瘤周边呈泡状突出，结合 CT 的钙化灶及 MRI 的脂质成分，可确定畸胎瘤的存在；不含畸胎瘤成分的混合性 GCTs 形状多不规则，边缘稍有毛糙，且增强明显，信号相对均匀。卵黄囊瘤形态不规则，信号混杂；绒癌多伴有明显瘤内出血，尤其年轻患者突发脑出血、脑室内出血时，要考虑绒癌可能。

3 诊断与鉴别诊断

基底节区 GCTs 的诊断需结合临床表现、CT 及 MRI 检查的影像学证据以及血清肿瘤标记物。分泌型 GCTs 当血清肿瘤标记物阳性结合影像学证据即可诊断。血清肿瘤标记物阴性的 GCTs 如生殖细胞瘤需与丘脑基底节区胶质瘤、淋巴瘤、海绵状血管瘤等相鉴别。

4 治疗

4.1 纯生殖细胞瘤

4.1.1 丘脑底核处纯生殖细胞瘤，治疗原则以立体定向活检后放疗为主

（1）AFP高于参考值上限但≤10ng/mL和/或（-hCG高于参考值上限但≤50mIU/mL，应考虑争取立体定向手术行安全活检明确病理，再行单纯放疗或化疗整合放疗。具体化放疗方案见上文第一章第四节。如果病人和家属拒绝手术或手术风险太大，可经多学科整合诊治（MDT to HIM）讨论后尝试诊断性治疗。

（2）肿瘤标记物阴性应先行立体定向手术活检，明确病理后行单纯减量全中枢放疗整合局部病灶推量或化疗联合减量放疗，方案见上文第一章第四节。活检提示非肿瘤性病变时，应进一步加强随访并尽可能排除假阴性可能。未行活检者必须密切随访。

4.1.2 后继探查手术

丘脑底核区GCTs在首程放疗后6~9个月，如有肿瘤残留超过1cm³，根据病灶部位和病灶跟传导束的关系，可行后继探查手术切除残留部分。因此类病灶可能是治疗后畸胎瘤改变。手术需在有DTI融合导航及电生理监护下进行。

4.2 分泌型 GCTs

（1）丘脑底核区分泌型 GCTs 可先行化疗，化疗方案详见上文第一章第四节。化疗 1~2 疗程后若瘤体仍>1cm³，根据病灶部位和病灶跟传导束的关系，可行后继探查手术切除残留部分。手术需在有 DTI 融合导航及电生理监护下进行。后继探查手术全切肿瘤后应完成后续化疗疗程，最后行放疗。放疗方案详见上文第一章第四节。

（2）丘脑底核区肿瘤如压迫导水管引起脑积水，应急诊或限时行脑脊液引流术。可行脑室外引流或脑室腹腔分流以缓解脑积水。

（3）丘脑底核肿瘤如向脑室内生长为主，同侧脑室狭小引起同侧脑脊液引流困难，且影像学支持有畸胎瘤或未成熟畸胎瘤成份，可考虑首程手术开颅切除肿瘤。手术需在有 DTI 融合导航及电生理监护下进行。术后进行全程化疗及化疗后放疗。放化疗方案见上文第一章第四节。

第五章

双灶或多灶 GCTs

多灶性肿瘤常见于生殖细胞瘤，有时也见于其他亚型或混合性GCTs，如常见鞍区生殖细胞瘤同时有松果体区畸胎瘤。最常见组合形式为松果体区+鞍上区双灶型肿瘤，但也存在其他组合形式，比如松果体区+鞍上区+脑室壁、松果体区+脑室壁、鞍上区+脑室壁等。标准的处理尚无高级别临床依据。对于松果体区+鞍上区双灶型生殖细胞瘤，可按局限型生殖细胞瘤的方案诊疗；多灶生殖细胞瘤按照播散型生殖细胞瘤的方案诊疗；对于临床或病理证实的双灶或多灶分泌型GCTs，则按照分泌型GCTs的方案诊疗。

— 第六章 —

治疗后复发或播散的 GCTs

针对复发儿童 CNS GCTs 的临床研究非常有限,多数参考数据来自于外周(睾丸、卵巢、纵隔、腹膜后等)GCTs 的治疗经验。在一线治疗失败后(包括手术、铂类为基础的化疗方案和放疗)后复发的可定义为复发 GCTs。不少患者前期已经进行手术、多程化疗和全脑全脊髓放疗,全身情况较差,此时的整合治疗方案安排需要考虑到 GCTs 的病理类别和前期的治疗方式。

第一节　初次诊断为纯生殖细胞瘤

此类患者预后较好。初发治疗时未曾接受放疗的纯生殖细胞瘤:再次化疗后接受放疗。初发治疗时已经接受放疗的纯生殖细胞瘤患者,常规剂量化疗整合再放疗或大剂量化疗整合自体造血干细胞移植,加或不加再放疗都是有效挽救治疗方法,两者那种更优尚无法得出结论。少数患者首次病理为纯生殖细胞瘤,但复发时血清标志物升高,或二次手术病理提示有其他成分，预后较差，此时参照NGGCT。

第二节 初次诊断为分泌型GCTs

初次诊断为分泌型GCTs，尤其是包含卵黄囊瘤成分者预后差，在复发GCTs中最为常见。此时选择有：再手术、再放疗、二线化疗或以上的结合。

1 手术

复发患者手术的指征为：①复发肿瘤有明显占位效应，手术切除肿瘤减轻肿瘤负荷、降低颅内压；②肿瘤引起梗阻性脑积水；③此前未行手术，挽救化疗后肿瘤缩小但仍有残余，行后继探查手术尽量全切残余肿瘤。术后病理组织可考虑行肿瘤基因检测及类器官培养，为寻找可能的靶向药物提供依据。

2 化疗

复发NGGCT预后非常差，无论常规剂量化疗还是大剂量化疗+自体造血干细胞支持化疗疗效都有限。即使进行大剂量化疗+自体造血干细胞支持化疗，患者的中位生存时间仅12个月左右，只有少数患者可较长时间生存（5年生存率14%）。仅-hCG升高（AFP正常）、大剂量化疗阶段达到CR、复发后有条件进行全中枢放疗是复发NGGCT进行大剂量化疗+自体造血干细胞支持化疗预后较好的相关因素。此类复发肿瘤中，铂类耐药常见。铂类耐药的定义为在完成初始铂类方案（PEI、ICE、EP等）治疗期间或化疗后1个月内进展，或在二线铂类方案化疗后仍进展的患者。此时，应考虑更改为紫杉醇为基础的方案进行挽救化疗。常用的常规剂量化疗方案包括TIP、VeIP和PEI方案，其中TIP为紫杉醇为基础的方案，表2-6-1。

表2-6-1　常规剂量挽救化疗方案

方案	药物	剂量	用药时间/途径	备注
TIP	紫杉醇	250 mg/m²/天	Day 1，静脉	●每疗程21天，共4个疗程，同期使用美斯钠预防出血性膀胱炎
	异环磷酰胺	1.5 g/m²/天	Day 2～5，静脉	
	顺铂	25 mg/m²/天	Day 2～5，静脉	
VeIP	长春花碱	0.11 mg/kg/天	Day 1～2，静脉	●每疗程21天，共4个疗程，同期使用美斯钠预防出血性膀胱炎 ●长春花碱目前尚未进入国内市场，需要患者自行购买，审批后使用
	异环磷酰胺	1.2 g/m²/天	Day 1～5，静脉	
	顺铂	20 mg/m²/天	Day 1～5，静脉	
PEI	依托泊苷	100 mg/m²/天	Day 1～5，静脉	●每疗程21天，共4个疗程，同期使用美斯钠预防出血性膀胱炎 ●此方案一般用于前期尚未使用过依托泊苷的复发患者
	异环磷酰胺	1.2 g/m²/天	Day 1～5，静脉	
	顺铂	20 mg/m²/天	Day 1～5，静脉	

大剂量化疗+自体干细胞支持化疗的整合方案包括TAXIF II、TI-CE 和 HEADSTART III，前两者为紫杉醇基础方案。大剂量化疗包括诱导化疗节段和清髓化疗阶段，在诱导化疗期间实施自体干细胞采集，清髓化疗阶段回输自体干细胞。在渡过骨髓荒芜期后，转出层流仓。主要治疗风险包括继发感染、出血倾向和肝肾损害，此治疗需要在有干细胞移植经验的中心进行。以TAXIF II和TI-CE方案列举如下表2-6-2。

表2-6-2　大剂量挽救化疗方案

方案		药物/剂量	用药时间/途径	备注
TAXIF II	诱导方案	紫杉醇 250 mg/m²/天	Day 1, Day 15, 静脉	● 诱导期间采集自体干细胞，目标 CD34 +/kg BW > 9*10⁶
		表阿霉素 100 mg/m²/天	Day 1, Day 15, 静脉	
	清髓化疗 Thio-Tax	噻替哌 240 mg/m²/天	Day 34–36, 维持6小时, 静脉	● 噻替哌目前尚未进入国内市场，需要患者自行购买，审批后使用
		紫杉醇 120 mg/m²/天	Day 34–36, 持续静脉输注	
	清髓化疗 ICE-1	异环磷酰胺 2.4 g/m²/天	Day 62 ~ 66, 静脉	
		卡铂 AUC 4/天	Day 62 ~ 66, 静脉	
		依托泊苷 300 mg/m²/天	Day 62 ~ 66, 静脉	
	清髓化疗 ICE-2	异环磷酰胺 2.4 g/m²/天	Day 90 ~ 94, 静脉	● 如ICE-1期间出现脑白质病，ICE-2则去除异环磷酰胺
		卡铂 AUC 4/天	Day 90 ~ 94, 静脉	
		依托泊苷 300 mg/m²/天	Day 90 ~ 94, 静脉	

方案		药物/剂量	用药时间/途径	备注
TI-CE	诱导方案 1-2	紫杉醇 200 mg/m²/天	Day 1,静脉	● 14 天 为 一疗程，连续 2 疗程 ● 诱导化疗后采集自体干细胞
		异环磷酰胺 2 g/m²/天	Day 1 ~ 3,静脉	
	清髓化疗 3-5	卡铂 AUC 7~8/天	Day 1 ~ 3,静脉	● 21 天 为 一疗程，连续 3 疗程 ● 期间干细胞回输
		依托泊苷 400 mg/m²/天	Day 1 ~ 3,静脉	

对于近期进行过 CSI 的患者，动员干细胞较为困难，且化疗毒性也更明显，所以建议在大剂量化疗之后进行放疗。

3　再放疗与立体定向放射外科治疗

需要考虑到前次放疗的照射野、剂量和时间间隔，如有可能，在完成化疗，渡过骨髓抑制后进行。对于复发的未成熟畸胎瘤也可考虑立体定向放射外科治疗，如伽马刀和射波刀。

4　姑息治疗

在肿瘤进展难以控制，或全身条件难以承受治疗方案时，可考虑最佳支持治疗。

神经肿瘤

第六章　治疗后复发或播散的 GCTs

第七章

GCTs 的中医辨证诊治

第一节 中医病因病机

本类疾病中医临证时予辨病与辨证相结合的治疗。

（1）脑水肿、颅内压增高症状：归属于中医学"中风""真头痛""痫病""脑瘤"等范畴。早在《素问·调经论》就有记载："孙络水溢，则经有留血"。

（2）内分泌症状：表现为性征发育紊乱，多数为性早熟。现代中医认为，儿童性早熟在临床上可分为肾虚火旺证、肝经郁热证和痰湿（热）阻滞证三型。小儿具有"肝常有余，肾常虚"的特点，所以在病理上易出现阴阳失调、肾阴亏损、阳火偏旺，发育提前的症状。

第二节 中医治疗

1 基本辨证分型与治疗

1.1 邪毒内盛

主证：头痛如劈，恶心呕吐或复视，或失语，或半身不遂，神志昏糊，表情丧失，苔薄腻或厚腻，脉滑或数。

治法：清热、化痰、醒脑。

方药：化坚丸合安宫牛黄丸加减。

1.2 肝肾阴虚

主证：头晕目眩，视物不清，手足心烦热，舌红苔少，脉细数。

治法：滋补肝肾。

方药：杞菊地黄丸加减。

1.3 脾肾阳虚证

主证：神疲乏力，形体肥胖，头胀，头痛，耳鸣，腰酸，苔薄，舌体胖，脉沉细。

治法：温补脾肾，化痰消肿。

方药：附子理中汤加减。

1.4 气虚血瘀证

主证：头部刺痛，固定不移，头重不欲举，神疲乏力，气短懒言，头晕目眩，肢体麻木，半身不遂，舌强语謇，舌暗淡有瘀斑，苔薄腻，脉细涩。

治法：益气化痰，活血通络。

方药：补阳还五汤加减。

2 出现内分泌症状如性早熟的中医辨证治疗

2.1 辨证用药

2.1.1 阴虚火旺（最常见证型）

主证：五心烦热，潮热，怕热，颧红，盗汗，烦躁易怒，咽干口燥，小便短黄，大便干结，舌红绛、少苔或无苔，脉细数。

治法：滋阴补肾、清泻相火。

方药：知柏地黄丸加减。

2.1.2 痰湿壅滞（常作为兼证伴随出现）

主证：形体偏肥胖，胸闷叹息，肢体困重，口中黏腻，多食肥甘，舌质红、苔腻，脉滑数。

治法：滋阴降火、燥湿化痰。

方药：知柏地黄丸合二陈汤加减。

2.1.3 肝郁化火（常作为兼证伴随出现）

主证：烦躁易怒，情绪抑郁，胸胁胀闷，头晕胀痛，面红目赤，失眠多梦，溲赤便秘，口苦咽干，舌红、苔黄，脉弦数。

治法：滋阴降火、疏肝解郁。

方药：知柏地黄丸合丹栀逍遥散加减。

2.2 中成药

（1）知柏地黄丸：3～6 岁每次 1.5 g，每日 3 次，口服；6 岁以上，每次 3g，每日 2 次，口服。用于阴虚火旺证。

（2）丹栀逍遥丸：3岁以下每次2g，3~6岁每次4g，6岁以上每次6g，每日2次。用于肝郁化火证。

第三节 治疗后的辨证治疗

治疗后的辨证治疗见：《中枢神经系统转移瘤临床诊疗指南——综合治疗后的辨证》部分，因该病以儿童和青少年高发，需适当调整药物剂量。

[1] 樊代明. 整合肿瘤学·临床卷[M]. 北京：科学出版社，2021.

[2] 樊代明. 整合肿瘤学·基础卷[M]. 西安：世界图书出版西安有限公司，2021.

[3] NAKAMURA H，TAKAMI H，YANAGISAWA T，et al. The Japan Society for Neuro-Oncology Guideline on the Diagnosis and Treatment of Central Nervous System Germ Cell Tumors [J]. Neuro-oncology，2021.

[4] Frappaz D，Dhall G，Murray MJ，et al. EANO，SNO and Euracan consensus review on the current management and future development of intracranial germ cell tumors in adolescents and young adults [J]. Neuro-oncology，2021.

[5] OSTROM Q T，GITTLEMAN H，LIAO P，et al. CBTRUS Statistical Report：Primary brain and other central nervous system tumors diagnosed in the United States in 2010-2014 [J]. Neuro-oncology，2017，19（suppl_5）：v1-v88.

[6] Report of Brain Tumor Registry of Japan （1969-1996）[J]. Neurologia medico-chirurgica，2003，43 Suppl：i-vii，1-111.

[7] GOODWIN T L，SAINANI K，FISHER P G. Incidence patterns of central nervous system germ cell tumors：a SEER Study [J]. Journal of pediatric hematology / oncology，2009，31 （8）：541-4.

[8] VILLANO J L，PROPP J M，PORTER K R，et al. Malignant pineal germ-cell tumors：an analysis of cases from three tumor registries [J]. Neuro-oncology，2008，10（2）：121-30.

[9] 黄翔，张荣，周良辅. 颅内非生殖细胞瘤性恶性生殖细胞肿瘤的分级诊治 [J]. 中华医学杂志，2009，89（33）：2333-2336.

[10] 黄翔，张荣. 颅内原发生殖细胞肿瘤的治疗效果评价 [J]. 中

国临床神经科学，2009，17（1）：95-9。

[11] BIASSONI V，SCHIAVELLO E，GANDOLA L，et al. Secreting Germ Cell Tumors of the Central Nervous System：A Long-Term Follow-up Experience [J]. Cancers，2020，12（9）．

[12] CALAMINUS G，BAMBERG M，HARMS D，et al. AFP/beta-HCG secreting CNS germ cell tumors：long-term outcome with respect to initial symptoms and primary tumor resection. Results of the cooperative trial MAKEI 89 [J]. Neuropediatrics，2005，36（2）：71-7.

[13] BREEN W G，BLANCHARD M J，RAO A N，et al. Optimal radiotherapy target volumes in intracranial nongerminomatous germ cell tumors：Long-term institutional experience with chemotherapy，surgery，and dose- and field-adapted radiotherapy [J]. Pediatric blood & cancer，2017，64（11）．

[14] BOWZYK AL-NAEEB A，MURRAY M，HORAN G，et al. Current Management of Intracranial Germ Cell Tumours [J]. Clinical oncology（Royal College of Radiologists（Great Britain）），2018，30（4）：204-14.

[15] GOLDMAN S，BOUFFET E，FISHER P G，et al. Phase II Trial Assessing the Ability of Neoadjuvant Chemotherapy With or Without Second-Look Surgery to Eliminate Measurable Disease for Nongerminomatous Germ Cell Tumors：A Children's Oncology Group Study [J]. Journal of clinical oncology：official journal of the American Society of Clinical Oncology，2015，33（22）：2464-71.

[16] ABU ARJA M H，BOUFFET E，FINLAY J L，et al. Critical review of the management of primary central nervous nongerminomatous germ cell tumors [J]. Pediatric blood & cancer，2019，66（6）：e27658.

[17] CALAMINUS G，FRAPPAZ D，KORTMANN R D，et al. Outcome of patients with intracranial non-germinomatous germ

cell tumors-lessons from the SIOP-CNS-GCT-96 trial [J]. Neuro-oncology，2017，19（12）：1661-72.

[18] FANGUSARO J，WU S，MACDONALD S，et al. Phase II Trial of Response-Based Radiation Therapy for Patients With Localized CNS Nongerminomatous Germ Cell Tumors：A Children's Oncology Group Study [J]. Journal of clinical oncology：official journal of the American Society of Clinical Oncology，2019，37（34）：3283-90.

[19] LIANG S Y，YANG T F，CHEN Y W，et al. Neuropsychological functions and quality of life in survived patients with intracranial germ cell tumors after treatment [J]. Neuro-oncology，2013，15（11）：1543-51.

[20] 黄翔，张超，汪洋，等. 血清肿瘤标志物阴性颅内未成熟畸胎瘤的治疗策略和预后 [J]. 中华神经外科杂志，2020，36（9）：891-895.

[21] YANG Q Y，GUO C C，DENG M L，et al. Treatment of primary intracranial germ cell tumors：Single center experience with 42 clinically diagnosed cases [J]. Oncotarget，2016，7（37）：60665-75.

[22] CHO J，CHOI J U，KIM D S，et al. Low-dose craniospinal irradiation as a definitive treatment for intracranial germinoma [J]. Radiotherapy and oncology：journal of the European Society for Therapeutic Radiology and Oncology，2009，91（1）：75-9.

[23] 黄立敏，雷竹，曹雪，等. 低剂量诊断性放疗联合化疗在诊治颅内生殖细胞肿瘤中的价值 [J]. 中国癌症杂志，2018，28（4）：270-275.

[24] BAMBERG M，KORTMANN R D，CALAMINUS G，et al. Radiation therapy for intracranial germinoma：results of the German cooperative prospective trials MAKEI 83 / 86 / 89 [J]. Journal of clinical oncology：official journal of the American

Society of Clinical Oncology, 1999, 17（8）: 2585-92.

[25] SHIBAMOTO Y, ABE M, YAMASHITA J, et al. Treatment results of intracranial germinoma as a function of the irradiated volume [J]. International journal of radiation oncology, biology, physics, 1988, 15（2）: 285-90.

[26] HUANG P I, CHEN Y W, WONG T T, et al. Extended focal radiotherapy of 30 Gy alone for intracranial synchronous bifocal germinoma: a single institute experience [J]. Child's nervous system: ChNS: official journal of the International Society for Pediatric Neurosurgery, 2008, 24（11）: 1315-21.

[27] EOM K Y, KIM I H, PARK C I, et al. Upfront chemotherapy and involved-field radiotherapy results in more relapses than extended radiotherapy for intracranial germinomas: modification in radiotherapy volume might be needed [J]. International journal of radiation oncology, biology, physics, 2008, 71（3）: 667-71.

[28] BUCKNER J C, PEETHAMBARAM P P, SMITHSON W A, et al. Phase II trial of primary chemotherapy followed by reduced-dose radiation for CNS germ cell tumors [J]. Journal of clinical oncology: official journal of the American Society of Clinical Oncology, 1999, 17（3）: 933-40.

[29] CHENG S, KILDAY J P, LAPERRIERE N, et al. Outcomes of children with central nervous system germinoma treated with multi-agent chemotherapy followed by reduced radiation [J]. Journal of neuro-oncology, 2016, 127（1）: 173-80.

[30] LEE D S, LIM D H, KIM I H, et al. Upfront chemotherapy followed by response adaptive radiotherapy for intracranial germinoma: Prospective multicenter cohort study [J]. Radiotherapy and oncology: journal of the European Society for Therapeutic Radiology and Oncology, 2019, 138: 180-6.

[31] ALLEN J C, DAROSSO R C, DONAHUE B, et al. A phase

II trial of preirradiation carboplatin in newly diagnosed germinoma of the central nervous system [J]. Cancer, 1994, 74 (3): 940-4.

[32] KRETSCHMAR C, KLEINBERG L, GREENBERG M, et al. Pre-radiation chemotherapy with response-based radiation therapy in children with central nervous system germ cell tumors: a report from the Children's Oncology Group [J]. Pediatric blood & cancer, 2007, 48 (3): 285-91.

[33] KHATUA S, DHALL G, O'NEIL S, et al. Treatment of primary CNS germinomatous germ cell tumors with chemotherapy prior to reduced dose whole ventricular and local boost irradiation [J]. Pediatric blood & cancer, 2010, 55 (1): 42-6.

[34] O'NEIL S, JI L, BURANAHIRUN C, et al. Neurocognitive outcomes in pediatric and adolescent patients with central nervous system germinoma treated with a strategy of chemotherapy followed by reduced-dose and volume irradiation [J]. Pediatric blood & cancer, 2011, 57 (4): 669-73.

[35] MICHAIEL G, STROTHER D, GOTTARDO N, et al. Intracranial growing teratoma syndrome (iGTS): an international case series and review of the literature [J]. Journal of neuro-oncology, 2020, 147 (3): 721-30.

[36] GARCíA GARCíA E, GóMEZ GILA A L, MERCHANTE E, et al. Endocrine manifestations of central nervous system germ cell tumors in children [J]. Endocrinologia, diabetes y nutricion, 2020, 67 (8): 540-4.

[37] XIANG B, ZHU X, HE M, et al. Pituitary Dysfunction in Patients with Intracranial Germ Cell Tumors Treated with Radiotherapy [J]. Endocrine practice: official journal of the American College of Endocrinology and the American Association of Clinical Endocrinologists, 2020, 26 (12): 1458-68.

[38] ZHANG H, QI S T, FAN J, et al. Bifocal germinomas in the

pineal region and hypothalamo-neurohypophyseal axis: Primary or metastasis? [J]. Journal of clinical neuroscience: official journal of the Neurosurgical Society of Australasia, 2016, 34: 151-7.

[39] WEKSBERG D C, SHIBAMOTO Y, PAULINO A C. Bifocal intracranial germinoma: a retrospective analysis of treatment outcomes in 20 patients and review of the literature [J]. International journal of radiation oncology, biology, physics, 2012, 82 (4): 1341-51.

[40] SAWAMURA Y, IKEDA J L, TADA M, et al. Salvage therapy for recurrent germinomas in the central nervous system [J]. British journal of neurosurgery, 1999, 13 (4): 376-81.

[41] LORCH A, BASCOUL-MOLLEVI C, KRAMAR A, et al. Conventional-dose versus high-dose chemotherapy as first salvage treatment in male patients with metastatic germ cell tumors: evidence from a large international database [J]. Journal of clinical oncology: official journal of the American Society of Clinical Oncology, 2011, 29 (16): 2178-84.

[42] KUROBE M, KAWAI K, OIKAWA T, et al. Paclitaxel, ifosfamide, and cisplatin (TIP) as salvage and consolidation chemotherapy for advanced germ cell tumor [J]. Journal of cancer research and clinical oncology, 2015, 141 (1): 127-33.

[43] LOEHRER P J, SR., GONIN R, NICHOLS C R, et al. Vinblastine plus ifosfamide plus cisplatin as initial salvage therapy in recurrent germ cell tumor [J]. Journal of clinical oncology: official journal of the American Society of Clinical Oncology, 1998, 16 (7): 2500-4.

[44] PICO J L, ROSTI G, KRAMAR A, et al. A randomised trial of high-dose chemotherapy in the salvage treatment of patients failing first-line platinum chemotherapy for advanced germ cell tumours [J]. Annals of oncology: official journal of the Europe-

神经肿瘤

参考文献

an Society for Medical Oncology, 2005, 16 (7): 1152-9.

[45] SELLE F, WITTNEBEL S, BIRON P, et al. A phase II trial of high-dose chemotherapy (HDCT) supported by hematopoietic stem-cell transplantation (HSCT) in germ-cell tumors (GCTs) patients failing cisplatin -based chemotherapy: the Multicentric TAXIF II study [J]. Annals of oncology: official journal of the European Society for Medical Oncology, 2014, 25 (9): 1775-82.

[46] CHEVREAU C, MASSARD C, FLECHON A, et al. Multicentric phase II trial of TI-CE high-dose chemotherapy with therapeutic drug monitoring of carboplatin in patients with relapsed advanced germ cell tumors [J]. Cancer medicine, 2021, 10 (7): 2250-8.

[47] LOTZ J P, BUI B, GOMEZ F, et al. Sequential high-dose chemotherapy protocol for relapsed poor prognosis germ cell tumors combining two mobilization and cytoreductive treatments followed by three high-dose chemotherapy regimens supported by autologous stem cell transplantation. Results of the phase II multicentric TAXIF trial [J]. Annals of oncology: official journal of the European Society for Medical Oncology, 2005, 16 (3): 411-8.

[48] FELDMAN D R, SHEINFELD J, BAJORIN D F, et al. TI-CE high-dose chemotherapy for patients with previously treated germ cell tumors: results and prognostic factor analysis [J]. Journal of clinical oncology: official journal of the American Society of Clinical Oncology, 2010, 28 (10): 1706-13.

[49] HUANG X, ZHANG R, ZHOU L F. Diagnosis and treatment of intracranial immature teratoma [J]. Pediatric neurosurgery, 2009, 45 (5): 354-60.

[50] 林甦，杨文庆，俞建.中医儿科临床诊疗指南·性早熟（修订）[J].中医儿科杂志，2016，12（03）：1-5.

第三篇 中枢神经系统转移瘤

第一章

脑转移瘤

第一节 脑转移瘤的筛查和诊断

1 流行病学特点

20%~40%的恶性肿瘤发展过程中会出现脑转移。随着影像技术的不断进步及恶性肿瘤患者生存期延长，脑转移瘤（brain metastases，BM）发生率较前上升。但由于继发恶性肿瘤登记记录不完整，因此BM的具体发病率国内外均无准确数据报道。文献报道美国每年新发BM人数70000~400000例，为最常见的颅内恶性肿瘤，发生率可能达到脑原发恶性肿瘤的10倍以上。BM发病率最高的原发肿瘤为肺癌，占40%~50%。

2 临床表现

BM与颅内原发肿瘤的临床表现有一定相似性，主要与肿瘤累及部位有关。主要包括：颅内压增高及特异的局限性症状和体征，如精神症状、癫痫发作、感觉障碍、运动障碍、失语症、视力下降、视野缺损等。小脑转移瘤的临床表现有较大差异，如眼球震颤、协调障碍、肌张力减低、行走困难及步态不稳等。

软脑膜转移既往多以剧烈头痛为主要表现，为全头胀痛或跳痛，部分患者同时伴恶心、呕吐、复视及视物模糊，少数出现失明及颅神经麻痹，眼底可出现视乳头水肿，甚至出血，也有类似脑膜炎表现，如脑膜刺激征、颈强直等，严重者可出现意识障碍，但肢体活动障碍少见。近年来随着全身药物治疗的不断进展，出现典型脑膜刺激征患者越来越少，临床表现不少为头晕。

3 影像诊断

3.1 影像检查方法的选择

在无禁忌证前提下，推荐 MRI 作为确诊或除外 BM 的首选影像检查方法，包括平扫 T1WI、T2WI/FLAIR 序列与增强 T1WI 或 T1WI/FLAIR 序列。当临床怀疑脑膜转移时，重点观察平扫 T2WI/FLAIR 序列与增强 T1WI 或 T1WI/FLAIR 序列。

患者不宜行 MRI 检查时，增强 CT 可以作为 BM 的补充检查手段，但增强 CT 对于检出较小转移瘤或脑膜转移具有一定局限性。

PET-CT 及 PET/MRI 受脑组织普遍 FDG 高摄取影

响，目前对新发 BM 的诊断及鉴别诊断尚待确证，不作为常规推荐，但对明确手术指征，治疗后疗效评价及确定原发灶有一定的价值。

3.2 BM 的 MRI 特征

3.2.1 脑实质转移（Parenchymal brain metastasis）

约 80% 的 BM 发生于大脑半球，15% 发生于小脑半球，脑干累及者约 5%。肿瘤细胞主要由血行播散而来，灰白质交界区血管骤然变细易造成肿瘤栓子堵塞形成转移灶，因此是转移瘤最常发生的部位，且易形成多发转移灶。典型脑实质转移瘤影像学表现多为圆形或类圆形、边界清楚，大小不一，平扫 T1WI 多为稍低信号或等信号，当病灶内伴出血或为黑色素瘤转移时可表现为高信号，T2WI 或 T2WI/FLAIR 序列多为稍高信号，也可为等信号，增强扫描 T1WI 序列呈明显强化，病灶中心多见无强化坏死区域，病灶周围可伴范围不等水肿区，以 T2WI 或 T2WI/FLAIR 序列易于观察。转移瘤伴随的脑水肿常是引起临床症状的主要原因。当水肿明显时，需注意观察周围组织受压情况、中线移位情况，以及有无脑疝等需临床紧急处理的情况。

3.2.2 脑膜转移（Meningeal metastasis）

脑膜转移据受累部位不同分为硬脑膜转移（Dural metastasis）及柔脑膜转移（Leptomeningeal metastasis），以柔脑膜转移最常见，后者包括软脑膜及蛛网膜转移、蛛网膜下腔转移及脑室转移。

硬脑膜转移可因颅骨转移累及硬脑膜或血行转移所致。FLAIR 序列表现为颅骨下方条带状高信号影，不延伸至脑沟内，增强扫描明显强化，邻近颅骨可发生转移，也可表现正常。

柔脑膜转移当以软脑膜及蛛网膜受累为主时，在平扫 T2WI/FLAIR 序列表现为沿脑沟走行的多发条线样高信号影或结节影，增强扫描呈明显强化。脑室转移相对少见，多同时伴软脑膜及蛛网膜转移，表现为沿脑室壁的条带状、结节状异常信号伴明显强化，脑室系统多不同程度扩张，可继发脑室旁白质的间质性脑水肿，表现为 FLAIR 序列双侧脑室旁白质弥漫高信号，增强扫描无强化。

4 病理诊断

4.1 BM常见病理类型

BM 最常见是肺腺癌、乳腺癌和黑色素瘤，肾细胞癌和结直肠癌呈上升趋势。肺鳞状细胞癌、鼻咽癌、前列腺癌、尿路上皮癌和胃癌等也有发生。肺癌脑转移多见男性，女性为乳腺癌。

4.2 BM大体及镜下表现

在脑实质内形成圆形或融合成界限清楚的灰褐包

块。黑色素瘤、肺癌及肾细胞癌比其他转移瘤更易见出血灶。镜下转移瘤的组织形态和原发部位相似，但可出现低级别向高级别转化，或肺非小细胞癌向小细胞癌转化。常有出血、坏死和肿瘤围血管生长等。

4.3 肺癌脑转移

4.3.1 组织学及免疫组化

腺癌常见转移，其次小细胞癌，鳞癌少见。腺癌镜下分腺泡型、乳头型、微乳头型、复杂腺管状和实性型等，免疫组化 CK7、TTF-1 和 Napsin-A 辅助诊断及鉴别，推荐检测。小细胞癌镜下形态呈小细胞或燕麦状，胞浆少，核染色质细颗粒状，一般不见或隐约可见小核仁，免疫组化表达神经内分泌标记物（CD56、嗜铬素 A 和突触素）、点状或弱表达广谱上皮标记物、部分病例表达 TTF-1，推荐检测。肺癌组织学分型采用《WHO 胸部肿瘤分类（第 5 版）》。

4.3.2 分子病理学特点

原发肿瘤的分子改变可能会影响脑转移风险，有 EGFR 基因突变或 ALK 基因融合的非小细胞肺癌发生脑转移风险较高，肺癌脑转移灶中 15%~35% 检测到 EGFR 突变，约 5% 检测到 ALK 基因重排。KRAS 突变常见，达 30%。肺癌脑转移分子检测推荐 KRAS、EG-FR、ROS1、NTRK、ALK、RET、MET、BRAF、TMB 和 PD-L1 等。

4.4 乳腺癌脑转移

4.4.1 组织学及免疫组化

转移癌形态与原发灶相似，免疫组化表达 GA-TA3、GCDFP15 和 Mammaglobin 等提示乳腺来源；转移瘤与原发瘤存在异时性和异质性，推荐转移瘤检测雌孕激素受体（ER、PR）、HER2 及 Ki-67，可协助判断来源及治疗。

4.4.2 分子病理学特点

HER2 过表达型（Her-2+型）和三阴型（Basal-like 型）乳腺癌脑转移比例高于 Luminal A/B 型。三阴性乳腺癌脑转移常发生在病程早期，HER2 阳性靶向治疗患者有 50% 于病程中发生脑转移。16%~22% HER2 阴性乳腺癌在脑转移后出现 HER2 扩增和/或突变。与原发癌比，转移癌 EGFR 拷贝数显著增加，约 21% 发生 PTEN 突变。转移灶与原发肿瘤分子特点发生改变，推荐对转移灶行分子检测，包括 HER2、BRCA1/2（BRCAness）、PIK3CA、EGFR、PTEN 和 PD-L1 等。

4.5 结直肠癌脑转移

4.5.1 组织学及免疫组化

主要病理类型是腺癌。免疫组化检测 CK20、CDX-2、Villin 和 SATB2 等辅助判断结直肠来源。错配修复蛋白 MLH1、MLH2、MSH6 和 PMS2 检测初筛林奇综合征患者，推荐进行上述检测；携带 BRAF 突变的结直肠癌预后不良，HER2 在 RAS/BRAF 野生型肿瘤中过表达率高，推荐检测 HER2 及 BRAFV600E，以指导治疗。

4.5.2 分子病理学特点

转移灶有异质性，推荐对转移灶做分子检测，包括 KRAS、NRAS、BRAF、MSI、HER2、NTRK、PI3KCA 和 TMB 等。

4.6 肾细胞癌脑转移

4.6.1 组织学及免疫组化

肾透明细胞癌脑转移率最高。各种类型如伴片状坏死和肉瘤变预后差，转移概率增加。鉴别肾透明细胞癌的标志物包括 PAX2、PAX8、Vimentin、CD10、CAIX 和 EMA，推荐检测。

4.6.2 分子病理学特点

用于肾细胞癌来源和分型鉴别，推荐 VHL 基因突变、7 号和 17 号染色体扩增、MET 基因、TFE3 或 TFEB 基因融合。转移性肾细胞癌进入靶向治疗时代，目前与治疗相关的分子检测推荐 PD-L1。

4.7 黑色素瘤脑转移

4.7.1 组织学及免疫组化

黑色素瘤镜下结构多样可呈肉瘤样、癌巢样和乳头样等。具有以下形态特点：黑素颗粒、细胞异型性明显、核分裂象易见及核仁突出等。免疫组化 S-100、SOX-10、Melan-A 和 HMB-45 等经常联合应用的诊断标记物。注意发生转移后可出现免疫表达缺失现象。

4.7.2 分子病理学特点

BRAFV600E 是最常见的突变（占 40%~50%），脑转移存在更高频的 BRAF（48%vs.43%）或 NRAS（23%vs.15%）突变。另外 PI3K、磷酸化蛋白激酶 B（pAKT）和糖原合成酶激酶 $3\alpha/\beta$ 等表达增高。推荐分子检测包括 BRAF、MEK、KIT、NF1 和 PD-L1 等。

4.8 各种病理类型脑转移推荐进行的分子检测

表 3-1-1 肿瘤脑转移分子检测推荐表

病理类型	推荐分子检测项目
肺腺癌	KRAS，EGFR，ROS1，NTRK，ALK，RET，MET，BRAF，TMB，PD-L1
肺鳞癌	FGFR1，PD-L1，EGFR，ALK，TMB
乳腺癌	HER2，ER/PR，BRCA1/2（BRCAness），PIK3CA，EGFR，PTEN，PD-L1
结直肠癌	KRAS，NRAS，BRAF，MSI，HER2，NTRK，PI3KCA，TMB
上消化道肿瘤	HER2，MSI，PD-L1
肾细胞癌	PD-L1
尿路上皮癌	PD-L1，FGFR2/3，TMB
子宫内膜癌	MSI，P53，POLE
卵巢癌	ER/PR，BRCA1/2（BRCAness），MSI
黑色素瘤	BRAF，MEK，KIT，NF1，NRAS，PD-L1

4.9 脑脊液液体活检

腰椎穿刺检测脑脊液是确诊脑膜转移的金标准，对临床症状、体征和（或）影像学表现高度怀疑脑膜转移的患者推荐行脑脊液活检。脑脊液细胞学检测应包括细胞数、分化情况、蛋白和糖含量鉴定。对实体瘤转移，可考虑CTC鉴定技术；对血液肿瘤脑膜瘤侵犯，流式细胞学检测更有意义。若脑脊液肿瘤细胞系检测结果呈阴性，白细胞数目增高、高蛋白、糖低，也应考虑脑膜转移可能。重复腰穿可能更有帮助。需注意的是，有部分病例MRI呈现典型脑膜转移特征，而脑脊液穿刺为阴性，此时需密切结合临床，包括有无颅内高压症状、原发肿瘤临床分期等，并与其他脑膜病变进行鉴别。同样地，脑脊液穿刺确诊为脑膜转移的病例，偶尔也可在MRI上无异常发现。

5 神经功能评估

BM患者神经功能评估应贯穿整个诊疗过程，推荐在疗前、疗中、疗后分别进行相关检测。目前常用的量表有：简易精神状态评价量表（MMSE）、改良版长谷川痴呆量表（HDS-R）、韦氏成人智力量表-修改版（WAIS-R）、霍普金斯语言学习测验（HVLT-R）、蒙特利尔认知评估量表（MoCA）、神经行为认知状态检查（NCSE）等。2017年由欧美神经肿瘤专家提出的神经评估量表（NANO）通过步态、肌力、共济失调、感觉功能、视野、面部力量、语言、意识状态、日常表现9个方面的问卷评估了神经肿瘤患者的神经功能，建议使用。

第二节　BM的治疗

1　BM诊疗流程图

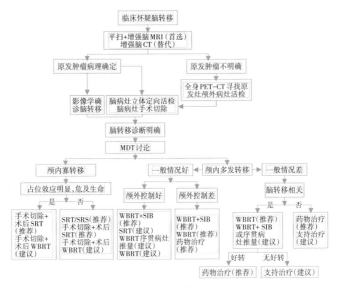

图3-1-1　BM诊疗流程图

2 外科治疗

2.1 手术治疗目的

（1）切除转移瘤，迅速缓解颅内高压症状，解除对周围脑组织的压迫。

（2）获得肿瘤组织标本，明确病理和分子病理诊断。

（3）切除全部肿瘤，提高局部控制率。

2.2 手术适应证

肿瘤活检适应证：①颅外原发灶不明或取材困难，不能明确病理；②颅外原发灶病理明确，但脑部病变不典型，与脑原发肿瘤鉴别困难；③颅外原发灶病理明确，但脑部肿瘤与原发肿瘤诊断间隔时间长、按原发肿瘤基因检测结果治疗效果不佳；④鉴别肿瘤复发与放射性脑坏死；⑤颅外肿瘤多原发不能确定颅内病灶来源者。

肿瘤切除适应证：①单发BM：肿瘤位于大脑半球脑叶内或小脑半球内可手术切除部位，有明显脑移位和颅内压增高症状；②多发性BM（≤3个病灶）：肿瘤位于手术可切除部位，有明显脑移位和颅内压增高症状，病灶相对集中可通过一个或两个骨窗切除；③多发性BM（>3个病灶）：有明显颅内压增高症状，引起颅内压增高的责任病灶位于可手术切除部位，无癌症病史或有颅外病灶，无法获得肿瘤标本和病理学诊断者；④无癌症病史，颅内病灶不能除外 BM 者；⑤BM 手术、放疗后复发，有脑移位和颅内压增高症状明显者；⑥需要长时间、大量糖皮质激素抗水肿者，激素相关副作用大于激素收益者可考虑切除转移瘤加快激素减量；⑦原发灶控制良好，且预计术后不会引起新的神经症状；⑧免疫治疗入组患者可考虑手术切除 BM，减轻糖皮质激素对免疫治疗疗效的影响。

2.3 手术禁忌证

（1）有癌症病史，原发癌为小细胞肺癌、绒癌、生殖细胞肿瘤和淋巴瘤等对放疗或内科治疗敏感者（有严重颅内压增高症状、容易脑疝者除外）；

（2）肿瘤位于丘脑、基底节、脑干等手术不可到达部位（肿瘤活检者除外）；

（3）患者年龄>70岁，有严重基础疾病，一般情况差，KPS评分<70分。

2.4 术前评估

（1）完善常规术前检查，评估患者手术耐受性。

（2）评估原发肿瘤控制情况，是否控制良好或有有效治疗措施，是否有颅外转移，必要时行全身PET-CT检查。

（3）完善脑CT和脑MRI平扫+增强，评估手术指征和制定手术方案。

2.5 术前准备

术前 fMRI 和 DTI 纤维束成像有助于制定合适的手术方案，保护重要结构；肿瘤位于功能区附近建议在术中神经电生理监测和术中唤醒麻醉下切除；肿瘤位置偏深者采用术中超声定位，有条件者可采用多模态导航定位，设计合理手术入路，减少手术创伤，避免损伤神经传导束。应用 5-ALA、术中 MRI 等技术有助于全切肿瘤。多发性 BM 要设计好手术切口和体位、头位，既要保证肿瘤安全切除，又要尽量减少术中体位改变。手术切除尽可能考虑直线切口，减少创伤和有利于愈合。

2.6 手术方法

（1）肿瘤切除方法：选取距离短、对脑功能影响小的路径显露并切除肿瘤。脑转移瘤质地与脑组织不同，瘤周常有明显脑组织水肿带。应遵守无瘤原则，尽量沿瘤周水肿带完整游离、整块切除肿瘤，避免肿瘤种植播散；对不能整块切除者也应保护好肿瘤周围脑组织和蛛网膜下腔，避免肿瘤细胞污染；对非功能区转移瘤，可适当扩大范围切除；对功能区转移瘤，应紧贴肿瘤边界切除。

（2）Ommaya 囊植入术：全身情况较差、不能耐受长时间全麻手术的 BM 伴大囊变者可行肿瘤 Ommaya 囊植入术，释放肿瘤囊液减压后再行放疗。脑膜转移者可行脑室Ommaya囊植入脑室内化疗，避免反复腰穿给药。

（3）肿瘤活检方法：①立体定向活检：要求定位准确，穿刺点和穿刺通道应避开功能区、脑室、脑沟、蛛网膜池等，保证穿刺组织标本的质和量，可反映颅内病变情况。②开颅手术活检：术前准确定位，注意术区彻底止血，防止术区残余肿瘤出血。

2.7 术后处理

2.7.1 一般观察处理

密切监测生命体征、意识、四肢活动、瞳孔等；术后12小时内复查脑CT了解术区情况，48小时内复查增强MRI了解肿瘤切除情况；术后酌情给予脱水、抗癫痫、抗感染等治疗。

2.7.2 脑水肿的处理

有症状的瘤周水肿患者均应考虑糖皮质激素治疗，糖尿病患者使用胰岛素控制血糖。地塞米松是治疗瘤周水肿的常用药物，抗水肿作用具有剂量依赖性。根据症状调整用量，无症状者无需使用，症状轻微者给予4~8mg/日；症状明显者首日10mg负荷剂量+16mg/日维持剂量，此后维持剂量为16mg/日。注意预防激素相关胃肠道并发症、机会性感染和类固醇肌病等副作用。对难治性水肿，可选用贝伐单抗控制水肿，但围术期禁用。

2.8 术后辅助治疗

推荐术后常规行分子病理检查，指导术后靶向治疗或免疫治疗。推荐手术部位（瘤床）行放疗，具体见放疗部分。

3 放疗

3.1 放疗原则

3.1.1 颅内寡转移瘤

颅内寡转移瘤既往定义为1~4个BM，目前多项研究结果表明，在总体积有限情况下，BM数目可能不是影响预后的主要因素，4个以上BM应用立体定向放疗（stereotactic radiotherapy，SRT）亦可取得良好局制及生存结果，因此目前颅内寡转移瘤定义为可通过SRT代替全脑放疗（whole brain radiotherapy，WBRT）治疗，并取得相当甚至更好疗效，且能保护认知功能的转移瘤病灶。

对寡转移瘤，放疗首选SRT，尽量延迟WBRT应用，以更好保护神经认知功能，WBRT可作为失败后的挽救手段。

SRT的靶区确定：主要根据脑MRI T1增强与CT定位融合图像确定大体肿瘤体积（Gross tumor volume，GTV），推荐采用层厚≤2mm的薄层MRI图像以更好确定肿瘤边界。GTV不包括水肿带，GTV边界外扩2 mm

定义为计划治疗体积（Planning treatment volume，PTV）。

SRT 的放疗技术：伽马刀（Gamma knife）、射波刀（cyber knife）、X 线直线加速器等技术均可实现。

SRT 的剂量分割方式：综合考虑转移瘤部位、大小、病理类型、周围重要器官、照射技术等因素。

a.直径≤2cm，且位于安全部位，可采用单次 SRS 照射，剂量 20~24 Gy，也可采用多分次 SRS 如 27Gy/3 f 或 30Gy/5 f，如果临近重要危及器官如脑干、视神经，可降低剂量。

b.对于直径>2~3 cm/或位于功能区的肿瘤考虑分次立体定向放疗 (hypofractionated stereotactic radiotherapy, HSRT)，最常用分割方式为 52~52.5 Gy/13~15 f，体积 6cc 及以上的病灶，GTV 可内收 2mm 形成 Boost 区，并同步推量至 60 Gy/15 f。体积>20 cc 的病灶可采用 60 Gy/20 f 的分割方式，GTV 同样可内收 2mm 形成 Boost 区，同步推量至 66~70 Gy。在完成约 2/3 疗程放疗后，建议重新复查脑 MRI，如肿瘤体积缩小，则根据当前体积重新勾画靶区，并完成剩余剂量照射。

c.如同时合并大体积及小体积病灶，寡转移可按 a、b 原则及剂量分别行 SRT 治疗，或考虑应用一个治疗中心，选用固定野调强放疗（Intensity-modulated radiotherapy，IMRT）、容积旋转调强放疗（Volume rotational intensity modulated radiotherapy，VMAT）以及螺旋断层放疗（helical tomotherapy，TOMO）等技术同步照射，按分割次数多的剂量给量。

d.寡转移瘤术后放疗，推荐针对术后瘤床区采用SRT治疗或大分割放疗，常用剂量：27~30 Gy/3~5 f或52~52.5 Gy/13~15 f。

e.寡转移瘤复发后SRT治疗，结合肿瘤部位、大小、既往放疗间隔时间、既往放疗剂量及周围正常脑组织受量等因素，慎重考虑。无统一推荐剂量，原则为以控制肿瘤为目的，尽量减少照射体积，增加分次数，以避免严重的脑水肿及放射性坏死等远期毒性。

3.1.2 多发BM

a.对一般情况好，颅外控制好，预期生存期较长的患者，推荐采用WBRT+病灶同步推量（simultaneously integrated boost，SIB）的方式，放疗技术可选用IMRT、VMAT或TOMO。剂量一般为WBRT 40Gy/ 20f，病灶60 Gy/20 f，脑干及邻近颅内重要结构（如视神经、视交叉等）的病灶予50 Gy/20 f。

b.对满足a条件且对神经认知功能要求高的患者，在与患者充分沟通取得知情同意后，可考虑采用单纯SRT治疗，并密切随访，如有新发病灶，根据新发灶部位、大小、数目等因素考虑再次SRT或WBRT治疗。

c.对满足a条件且对神经认知功能要求较高的患者，如条件许可，推荐行保护海马的WBRT。

d.对一般情况差，或颅外控制差，无随访条件，预期生存期短的患者，可行单纯全脑放疗，剂量为30 Gy/10 f或37.5 Gy/15 f或WBRT序贯病灶推量。对老年或一般情况极差的患者，可考虑行20 Gy/5f的短程姑息WBRT。WBRT的靶区：对于应用3D-CRT或IMRT治疗的WBRT，临床治疗体积（Clinical treatment volume，CTV）应包括骨窗内颅骨内全脑组织，筛板，视神经，整个垂体窝，颞叶的最下层及颅底孔道（眶上裂、圆孔、卵圆孔、内耳道、颈静脉孔、舌下神经管）。PTV应基于各单位的数据，一般为CTV外扩5mm左右。

e.SRT治疗后失败的多发BM，可行挽救性WBRT。

3.1.3 脑膜转移瘤

脑膜转移瘤治疗难度大，预后极差，且常伴随脑实质转移。临床上观察到的脑膜转移影像学类型可分为结节强化、线样强化、两者共存及无明显强化病灶，但脑沟回变浅4型。第4型患者常伴有较明显的中枢神经症状。治疗上须采用整合治疗原则，推荐多学科整合诊疗（MDT）+参加临床研究。对临床怀疑脑膜转移的患者，均推荐行脑脊液细胞学检测。放疗为脑膜转移瘤重要的局部治疗手段，但需配合系统性药物治疗及鞘内注射化疗，必要时配合外科行脑脊液腹腔分流等降低颅内压手段。

a.对脑膜刺激症状较轻，影像学上可见明确脑膜强化灶的患者，推荐采用WBRT+脑膜病灶同步加量的治疗方式，放疗剂量推荐WBRT 40 Gy/20 f，脑膜病灶同步推量至60 Gy/20 f。

b.对既往接受过WBRT，间隔时间短的患者，可仅针对脑膜转移病灶行放疗，剂量为60 Gy/20 f。

c.对无明显强化病灶但从临床症状高度怀疑脑膜转移，脑脊液细胞学检测阳性的患者，可予全脑放疗50 Gy/25 f，结合患者病情严重程度及耐受性选择性加入全脊髓放疗36 Gy/20 f。放疗后推荐行鞘内注射化疗，常用的化疗药物包括甲氨蝶呤、噻替派、拓扑替康、依托泊苷和阿糖胞苷，用药频率一般1~2周/次，直至脑脊液细胞学转阴。

d.对脑膜刺激征明显，无法耐受放疗的患者，建议先行鞘内注射化疗，待症状好转后尽快行放疗。放疗后视患者症状、体征变化及耐受性酌情进行鞘内注射化疗巩固治疗。

3.2 放疗整合药物治疗

（1）放疗整合化疗：化疗目前还未成为BM的主要治疗手段。小细胞肺癌、生殖细胞瘤、绒毛膜癌等BM被认为化疗效果相对较好，非小细胞肺癌、乳腺癌、黑色素瘤、肾癌、大肠癌、卵巢癌、子宫颈癌等效果差。某些化疗药，如替莫唑胺等整合放疗可能会提高局控率和颅内PFS，但对于OS的延长暂无证据。

（2）放疗整合靶向治疗：驱动基因阳性的非小细胞肺癌脑转移患者应用靶向药物联合放疗可能提高颅内无进展生存，且早期放疗相对于靶向药物服用进展后放疗可能颅内获益更显著，但总生存是否获益暂无证据。三代TKIs在BM中显示良好疗效，但与放疗整合尚无证据。

（3）放疗整合免疫治疗：大分割放疗产生的远隔效应为放疗整合免疫治疗提供了理论基础。目前回顾性研究及Meta分析结果显示：SRS同步免疫治疗对比单纯SRS可提高客观有效率，SRS同步免疫治疗比序贯免疫治疗预后获益更显著，序贯免疫组先SRS预后优于先免疫治疗。

4 药物治疗

4.1 药物治疗原则

药物选择主要取决于肿瘤组织学类型和分子学特征，与转移瘤所在部位无关。除传统化疗外，可选择烷化剂替莫唑胺和抗血管生成药物贝伐珠单抗。如果可行，应尽量行BM穿刺，根据BM而不是原发肿瘤的分子遗传学检查，选择肿瘤特异性靶向治疗和免疫治疗。血脑屏障透过率高的药物可能对脑内病灶控制更好。应根据颅内和颅外病变情况、既往治疗情况以及不良反应等，进行治疗决策。

4.2　肺癌脑转移的药物治疗

（1）对无驱动基因突变的非小细胞肺癌患者，伴无症状或轻微症状脑转移，应单独采用一线免疫检查点抑制剂（PD-L1表达≥50%），或化疗整合免疫检查点抑制剂（PD-L1表达<50%）治疗。可选用帕博丽珠单抗或纳武利尤单抗。程序性死亡受体1（PD-1，Programmed Death 1）抑制剂和细胞毒性T淋巴细胞相关蛋白4（CTLA-4，Cytotoxic T-Lymphocyte Associated Protein 4）抑制剂双免疫治疗，整合或不整合化疗，均对脑转移灶有明显控制作用。

（2）对于驱动基因阳性的非小细胞肺癌患者，例如具有EGFR、ALK、ROS1、RET、NTRK、NRG1突变以及MET第14号外显子跳读，应选用相应的TKI治疗（推荐）。目前，有关KRAS p.G12C和BRAF突变的靶向治疗的试验数据仍比较有限。

（3）广泛期小细胞肺癌患者的标准治疗是铂类和依托泊苷整合化疗为基础的方案，在此基础上可加用免疫检查点抑制剂，可尝试应用于脑转移患者。

4.3　乳腺癌脑转移的药物治疗

（1）对HER2阴性乳腺癌脑转移患者，可用传统化疗药物，如卡培他滨、环磷酰胺、长春新碱、甲氨蝶呤、顺铂、依托泊苷、长春瑞滨、吉西他滨等。对

ER（＋）/HER2（－）多线治疗的脑转移患者，可尝试应用CDK4/6抑制剂Abemaciclib。

（2）靶向治疗可使HER2阳性的脑转移的乳腺癌患者获益：

a.对HER2阳性的患者，一线治疗应首选以曲妥珠单抗为基础的整合化疗方案，如THP（紫杉醇联合曲妥珠单抗及帕妥珠单抗）方案。对初始无脑转移的患者，加用帕妥珠单抗可延缓脑转移发生。拉帕替尼整合卡培他滨的方案可作为一线治疗。

b.对既往接受过曲妥珠单抗治疗的患者，可选用拉帕替尼整合卡培他滨的方案。对既往接受过曲妥珠单抗整合紫杉醇化疗的无症状脑转移患者，二线使用恩美曲妥珠单抗较拉帕替尼整合卡培他滨，能进一步延长平均生存时间（26.8个月 vs. 12.9个月）。

c.对既往接受过2种以上靶向治疗的难治性HER2阳性乳腺癌患者，奈拉替尼整合卡培他滨，较拉帕替尼联合卡培他滨能延迟脑转移相关症状的出现。接受过抗HER2治疗进展的晚期乳腺癌患者，在曲妥珠单抗整合化疗的基础上，加用Tucatinib可降低颅内进展风险和死亡率。

d.对既往接受过放疗或手术的脑转移患者，可使用奈拉替尼整合卡培他滨。

4.4　结直肠癌脑转移的药物治疗

（1）对微卫星稳定型结直肠癌，可使用化疗整合贝伐珠单抗治疗。

（2）对 MSI-H/dMMR 的结直肠癌，可使用免疫治疗整合化疗或放疗。

4.5　黑色素瘤脑转移的药物治疗

（1）有多重症状的 BRAF 突变的黑色素瘤脑转移患者，或类固醇激素控制不佳的黑色素瘤脑转移患者，应接受达拉非尼整合曲美替尼治疗。

（2）对伴或不伴 BRAF 突变的黑色素瘤脑转移患者，伊匹木单抗整合纳武利尤单抗均可作为一线治疗的优选方案。

（3）传统的化疗药物，例如替莫唑胺、达卡巴嗪、福莫司汀等，对黑色素瘤脑转移患者疗效有限。

除上述全身治疗方案外，局部药物治疗也可发挥控制脑转移病灶的效果。鞘内注射是通过腰椎穿刺，将化疗药物注射入蛛网膜下腔，达到杀伤脑脊液内肿瘤细胞的目的。常用的化疗药物包括甲氨蝶呤和阿糖胞苷。值得指出的是，鞘内注射是脑膜转移重要的治疗手段，但对脑实质转移，疗效并不明确。

4.6　支持治疗原则

①类固醇激素仅考虑用于有症状的患者；②不应给予抗惊厥药物一级预防。出现癫痫发作后，适时使

用抗癫痫药物；③甘露醇或利尿剂可用于治疗颅内压升高所致的恶心、头晕、头痛等；④若脑转移导致静脉血栓形成，应给予低分子肝素抗凝治疗。

5 中医治疗

继发性中枢神经系统肿瘤所表现的头痛，头晕，运动、感觉及精神障碍等症状。属于中医"头痛""头风""眩晕""中风""郁证"及"脏躁"等范畴。

5.1 中医病因病机

5.1.1 肾精不足

先天禀赋不足，肾气不足，或久病劳伤，损及于肾，或七情内伤，肝郁脾虚，后天损及先天，致肾精亏虚，髓海失养，日久则阴阳失调，癌毒内生而成脑瘤。

5.1.2 脾肾阳虚

脾胃居中焦，为全身气机升降之枢纽，脾虚痰湿内阻，则清阳不升，浊阴不降，痰浊内生，上扰清窍，痰毒凝结成肿瘤。

5.1.3 感受外邪

射线、细菌、病毒及各种化学致癌物等外来邪毒侵袭脑髓，如正虚不能抗邪，则毒邪内踞，客于脑髓，日久则肾气益虚，阴阳失序，生化异常，致癌毒内生。

5.2 中医辨证论治

5.2.1 治疗前的辨证

（1）痰湿内阻

主证：头痛头晕，视物不清，语言不利，恶心呕吐，身重倦怠，肢体麻木，半身不遂，痰多，舌体淡胖，舌质淡红，苔白弦滑。

治则：化痰散结，通络开窍。

方剂：涤痰汤加减

（2）肝阳上亢

主证：头晕头痛，面赤口干苦，视物模糊，目眩耳鸣，舌强失语，烦躁易怒，偏瘫，舌质红，脉弦细而数。

治则：平肝潜阳，熄风止痛。

方剂：天麻钩藤饮加减

（3）痰热上扰

主证：见神志昏蒙，头晕头重，喉中痰鸣，痰多色黄，舌强失语等，舌红、苔黄厚腻，脉滑。

治则：清热化痰开窍。

方剂：温胆汤合涤痰汤加减

（4）肝肾阴虚

主证：头痛头晕，恶心呕吐，视朦耳鸣，肢体麻木，四肢抽搐或震颤，口眼歪斜，红潮热，五心烦热，小便短赤，大便干结，舌质红，苔少，脉弦细面数。

治则：滋阴补肾，养肝止痛。

方剂：六味地黄丸加味

（5）脾肾阳虚

主证：头痛头晕，精神萎靡，面色苍白，形寒肢冷，声低懒言，气短乏力，或阳痿不举，或月经不调，小便清长，大便溏薄，舌质淡胖，苔白，脉沉细无力。

治则：健脾补肾，祛寒止痛。

方剂：地黄饮子加减

（6）气滞血瘀

主证：头痛如刺，痛有定处，视物不清，面色晦暗，口唇青紫，舌质紫暗或有瘀斑，脉细涩或弦。

治则：行气活血，祛瘀止痛。

方剂：通窍活血汤加减

因脑部转移瘤引起的精神障碍与中医的"郁证""脏躁"等有密切关系。

（1）妇人脏躁

主证：神情抑郁，多梦健忘，悲忧欲哭，心慌气短，五心烦热，舌红苔薄白或少苔，脉弦细数。

治法：补益心脾，养血健脾。

方剂：甘麦大枣汤加减

（2）心肺气虚

主证：善悲欲哭，气短声低，动则自汗，面色白，怕风，胸闷心悸，舌淡苔白，脉细弱或虚大。

治法：补益心肺。

方剂：玉屏风散合四君子汤加减

5.2.2　综合治疗后的辨证

（1）脾胃虚弱

主证：头晕乏力，胃纳差，胃脘胀，大便溏，舌质淡，苔白，脉弦细。

治则：健脾和胃。

方剂：陈夏六君汤加味

（2）气血亏虚

主证：头晕，神疲乏力，声低气短，面色苍白，舌质淡，苔白，脉沉细。

治则：补气养血。

方剂：八珍汤加味

（3）水浊蒙窍

主证：头晕头痛，视物不清，肢体麻痹或半身不遂，神识不清或烦躁易怒，甚则肢体抽搐，舌硬不语，舌暗红或瘀斑，脉弦数或涩。

治则：活血利水，通经活络。

方剂：牵正散合涤痰汤加减

第三节 随访与监测

1 疗效评价

MRI是BM疗效评估的首选影像检查方法。病灶缩小或消失提示患者有较好治疗效果。但值得注意的是，BM放疗后随诊过程中，原病灶增大不一定是肿瘤的复发或进展，有可能是放疗引起的"假性进展"，其发生率9%~30%，多见于放疗结束后3~4月内，当"假性进展"与肿瘤复发难以鉴别时，MR波谱分析或灌注成像、弥散成像有一定的辅助诊断价值，结合临床信息、既往影像资料以及随诊也有助于二者的鉴别。

目前提出的针对BM的疗效评价标准多由胶质瘤评价标准演变而来，其中2015年由国际神经肿瘤疗效评估协作组-BM小组（RANO-BM）提出的RANO-BM标准结合靶病灶、非靶病灶的影像学大小改变、有无新病灶、糖皮质激素用量及患者临床状态进行全面评估，并对可测量病灶、不可测量病灶、MRI检查要求及应用频率、假性进展的判断等进行了详尽的说明，是目前最为全面的评价标准。

2 随访

随访项目：包括病史、体检、血清肿瘤标志物检查、脑MRI、原发病灶及颅外转移灶影像学检查、神经认知功能、生活质量测评等。频率一般为治疗后每2~3个月随访1次，病情变化时随时就诊。

—— 第二章 ——

椎管内转移瘤

第一节 椎管内转移瘤的筛查和诊断

椎管内转移瘤（intraspinal metastases，ISM）即指主要累及椎管内结构的继发肿瘤，肺癌、黑色素瘤、肾透明细胞癌等类型癌易出现。根据累及椎管内结构的位置，出于对预后分析的需要和手术干预决策的选择，一般根据转移瘤依附的部位将"椎管内"继续细分"椎管内硬膜外""髓外硬膜下""脊髓髓内"等亚类；而累及椎体或椎旁附件的转移瘤通常均位于硬膜外，压迫脊髓，也可归类于硬膜外类型。

1 流行病学特点

ISM 的发病率目前仍无法准确计算，不仅因为其本身发生率低，也因为原发肿瘤可能本身伴有背部或神经症状而忽视 ISM 的筛查。同时，部分"意外发现"的转移瘤也可无明显神经系统症状。

脊柱转移在肿瘤患者中占 5%~20%，其中 80% 的脊柱转移瘤累及"椎管外"的椎体及其附件，通常向内生长造成硬脊膜内脊髓受压，引起神经系统和脊椎骨的复合症状。常见的原发肿瘤包括肺癌、血液系统肿瘤和不明来源的肿瘤等。髓内转移、硬膜内转移相对于硬膜外转移更罕见，有报道约为其5%，多见于中枢神经恶性肿瘤（如胶质母细胞瘤）转移，或小部分肺癌、乳腺癌病程的晚期，转移部位以腰骶部为多，目前文献多为个案报道或系列手术回顾。

2 临床特点

对转移部位在骨结构，向椎管内生长的肿瘤，其首发症状可能更多是骨痛，尤其是夜间骨痛（仅1%~5%出现脊髓压迫症状），非甾体抗炎药常无效。转移部位在硬/软脊膜或髓内的肿瘤，首发症状中骨痛可不明显而神经功能损伤明显。

部分转移瘤以脊髓（神经根）压迫为起始表现，根据肿瘤生长的部位不同，出现不同层面和不同表现形式的神经功能缺损，包括节段下的运动、感觉功能异常，腱反射异常和病理征，自主神经功能障碍（如性功能、尿便功能），伴或不伴同节段皮节功能障碍。

3 一级预防筛查

3.1 警示症状

对ISM，即使是最常见的原发肺癌转移患者，在无脊柱脊髓症状怀疑脊柱脊髓转移瘤时，不推荐常规筛查脊柱脊髓影像学（CT或MRI检查）。但已明确有恶性肿瘤的患者，尤其是伴脊柱转移高危的肿瘤类型，应明确脊柱脊髓转移瘤的警示症状，日常监测。

脊柱、脊髓转移瘤在临床表现的背痛、神经功能缺陷方面有重叠，神经功能挽救有时效性，故应警惕如下新出现的警示症状：①背痛，尤其是夜间疼痛为著，或突发的严重背痛；②躯干、肢体运动功能障碍，无力，腱反射异常，病理征；③明确的中枢性或根性感觉异常（包括感觉减退、放射痛等）；④姿势不稳、共济失调；⑤尿便功能障碍，无法用其他系统疾病解释等。

此时，无论患者是否有已经诊断的原发（恶性）肿瘤，由于多节段转移不少见（20%~35%），推荐即时、全节段的脊椎MRI作为首要检查手段，以了解脊柱脊髓损伤部位、损伤模式、损伤严重程度。具体影像学检查的紧急程度取决于警示症状的严重程度，若为明确的脊髓压迫症状或双侧椎间盘症状、根性症状，建议立即MRI检查，其余症状根据严重程度、进展速度，最迟不建议超过2周。

3.2 影像诊断

当脊柱转移瘤侵犯骨性结构时，建议行MRI平扫T1WI序列、T2WI抑脂序列，至少包括矢状位与横断位，必要时冠状位，增强后常规扫描T1WI的矢状位、冠状位和横断位。

当怀疑髓内转移、硬膜内转移或硬膜外转移时，建议重点观察MRI增强序列，平扫序列作为参考。

当患者不宜进行MRI检查时，建议行核素^{99}锝骨扫描以检查出骨转移瘤；CT检查可以作为椎管内转移的补充检查手段，但CT对检出椎管转移的假阴性较高，需结合临床综合考虑。

若无已知的原发肿瘤信息，推荐PET-CT寻找原发肿瘤和评估脊柱脊髓转移的手段。

3.3 预后评估

临床中，可采用量表评分辅助预后评估和生存期判定（NOMS系统），包括：①N-神经功能损伤情况（Bilsky分级）；②O-原发肿瘤放疗敏感性；③M-脊柱骨系统机械稳定性（SINS量表）；④S-系统性手术耐受评估。

评估预期生存可借助改良Tokuhashi量表、改良OSRI量表，对预期生存大于12月的患者，应积极手术干预。但量表本身有局限性，不可完全替代临床观察决策和患者意愿。

第二节 椎管内转移瘤的治疗

1 椎管内转移瘤诊疗流程图

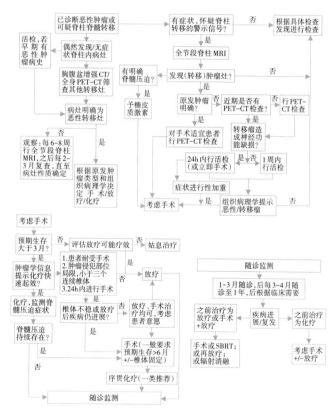

图 3-2-1 椎管内转移瘤诊疗流程图

2 外科治疗

2.1 外科治疗适应证

①预期生存时间超过3月，尤其是超过6月，建议手术+辅助放疗；②肿瘤侵犯部位局限，小于3个连续椎体；③患者全身情况可耐受手术治疗。

对脊柱单椎体局部病灶，单一放疗效果对局部病灶控制不亚于单纯椎板切除后放疗，且椎板切除可能导致脊柱不稳，椎体受力不均而塌陷概率升高。

2.2 手术方式

2.2.1 传统手术入路

枕下–高颈段肿物推荐后入路减压+固定，而很少采用经鼻腔或经口腔入路；中下颈段可根据肿物前后位置，选择前/后入路减压+固定术，对多节段或交界节段可考虑前入路+侧路或后路辅助。

颈胸交界区（C7–T2）可根据肿瘤位置选择前后路，上胸段T2–T5，因椎管前部血管条件复杂，多采用后入路，其余胸段脊髓可根据肿瘤部位、患者条件，采用前入路/后入路或联合入路。

腰骶部肿物切除一般建议后入路，若手术入路涉及交界区域，则建议行固定术以减少椎体不稳事件的发生。

2.2.2 微创手术

在有限研究中，微创手术治疗胸腰段硬膜外转移瘤神经压迫，与传统开放式入路相比，二者在手术并发症、死亡率、生存期改善方面无显著差异，而微创具有术中出血少、输血少、住院时间短的优势。推荐有条件的中心在适宜情况下选择微创手术。

3 放疗

单纯放疗已被证实能减轻疼痛，改善神经功能，且无侵入性，易耐受。作为手术辅助治疗手段，术后辅助放疗较单纯放疗有更明确获益，决策在于患者状态、脊柱稳定性、病灶与脊髓关系、原发灶病理情况、是否存在硬膜外病灶、总体治疗愿景（缓解疼痛/长期疾病控制/治愈疾病等）。

对寡转移或放疗抵抗性肿瘤（肾细胞癌，黑色素瘤，肉瘤，肝细胞癌，部分结直肠癌和非小细胞肺癌等），推荐SRS治疗。对既往接受过放疗再复发的病例，也可进行SRS以保护脊髓或其他重要结构。

8Gy单次放疗能有效解除脊髓压迫症状；对有神经功能损伤、明确实体病灶、单发或少发的，高剂量放疗（30~39Gy /10~13f）能提供更长的无症状生存时间；更先进的SBRT，或许能引入更高剂量的放疗方案，减少周围组织损伤，但无实验验证的患者获益结论，并且花费更高。

对基础条件差、预期生存小于3~6月的患者，推荐单次8Gy放疗缓解神经功能症状可能更合理；对预期生存大于6月的患者，尤其是仍适宜手术治疗的患者，推荐30Gy以上高剂量放疗能够减少（肿瘤复发后）再次放疗和症状再恶化。SRS/SBRT推荐的放疗方案包括16~24Gy/1f，24Gy/2f，24~27Gy/3f，30~35Gy/5f。传统放疗方案包括8Gy/1f，20Gy/5f，30Gy/10f，40Gy/20f等。

4 药物治疗

ISM的治疗反应性与原发肿瘤类型相关，系统性药物治疗（包括化疗与内分泌治疗等）的选择依赖于转移瘤组织病理学类型、分子表型。对适宜手术的患者，可通过手术切除活检；不耐受患者，可CT引导下活检以明确组织病理学分型，根据病理学分型决定药物治疗方案。对大部分ISM，化疗或内分泌治疗反应差，相关研究甚少。血液肿瘤等少数药物治疗敏感的肿瘤椎管内转移对化疗反应好，其诊断与治疗与其他实体肿瘤转移不同，需由肿瘤专科医生评估。

在发现有脊髓压迫可能时，若无特殊禁忌，应即时给予糖皮质激素治疗，减轻炎症、水肿（若考虑病灶为血液系统肿瘤，诊断受糖皮质激素使用影响，可即时行穿刺活检明确病理后使用糖皮质激素）。激素用量在大剂量（96mg/日）和低剂量（10~16mg/日）之间选择方面尚无一致性结论。

第三节　随访与监测

ISM整体预后极差，目前暂无有效评估和预测生存期和预后的共识或研究结论。在激进的手术切除+序贯放疗后，患者仍有短期复发风险，随诊建议在3个月内，而不推荐术后72h内复查以避免伪影干扰。后每3~4月一次随诊检查至1年，后根据临床需求随诊。随诊建议全脊柱MRI，利用增强核磁作为随诊手段与常规核磁获益差别暂无明确结论，临床医师可根据患者实际情况评估随诊手段。

[1] NAYAN L，WEN P Y，AIZER A A. Epidemiology of brain me-
tastases and leptomeningeal disease [J]. Neuro-oncology，2021；
23（9）：1447 - 1456.

[2] CHENG H，PEREZ-SOLER R. Leptomeningeal metastases in
non-small-cell lung cancer [J]. The Lancet Oncology，2018，19
（1）：e43-e55.

[3] WANG N，BERTALAN M S，BRASTIANOS P K. Leptomenin-
geal metastasis from systemic cancer：Review and update on
management [J]. Cancer，2018，124（1）：21-35.

[4] THAKKAR J P，KUMTHEKAR P，DIXIT K S，et al. Lepto-
meningeal metastasis from solid tumors [J]. Journal of the Neuro-
logical Sciences，2020，411：116706-116716.

[5] FRAIOLI F，SHANKAR A，HYARE H，et al. The use of mul-
tiparametric 18F-fluoro-L-3，4-dihydroxy-phenylalanine PET/
MRI in post-therapy assessment of patients with gliomas [J]. Nu-
clear medicine communications，2020，41（6）：517-25.

[6] BOIRE A，BRASTIANOS P K，GARZIA L，et al. Brain metas-
tasis [J]. Nature reviews Cancer，2020，20（1）：4-11.

[7] BARNHOLTZ-SLOAN J S，SLOAN A E，DAVIS F G，et al.
Incidence proportions of brain metastases in patients diagnosed
（1973 to 2001）in the Metropolitan Detroit Cancer Surveillance
System [J]. Journal of clinical oncology：official journal of the
American Society of Clinical Oncology，2004，22（14）：
2865-72.

[8] 高玉岭、王帅文、张艳利、等. 不同病理类型脑转移瘤 MRI
表现特点 [J]. 兰州大学学报（医学版），2021，47（02）：
65-70.

[9] SUH J H，KOTECHA R，CHAO S T，et al. Current approach-

es to the management of brain metastases [J]. Nature reviews Clinical oncology, 2020, 17 (5): 279-99.

[10] TOYOKAWA G, SETO T, TAKENOYAMA M, et al. Insights into brain metastasis in patients with ALK+ lung cancer: is the brain truly a sanctuary? [J]. Cancer metastasis reviews, 2015, 34 (4): 797-805.

[11] SINGH R, LEHRER E J, KO S, et al. Brain metastases from non-small cell lung cancer with EGFR or ALK mutations: A systematic review and meta-analysis of multidisciplinary approaches [J]. Radiotherapy and oncology: journal of the European Society for Therapeutic Radiology and Oncology, 2020, 144: 165-79.

[12] PEDROSA R, MUSTAFA D A, SOFFIETTI R, et al. Breast cancer brain metastasis: molecular mechanisms and directions for treatment [J]. Neuro-oncology, 2018, 20 (11): 1439-49.

[13] HOSONAGA M, SAYA H, ARIMA Y. Molecular and cellular mechanisms underlying brain metastasis of breast cancer [J]. Cancer metastasis reviews, 2020, 39 (3): 711-20.

[14] PALMIERI D, BRONDER J L, HERRING J M, et al. Her-2 overexpression increases the metastatic outgrowth of breast cancer cells in the brain [J]. Cancer Res, 2007, 67 (9): 4190-8.

[15] HOHENSEE I, LAMSZUS K, RIETHDORF S, et al. Frequent genetic alterations in EGFR - and HER2-driven pathways in breast cancer brain metastases [J]. The American journal of pathology, 2013, 183 (1): 83-95.

[16] SUN J, WANG C, ZHANG Y, et al. Genomic signatures reveal DNA damage response deficiency in colorectal cancer brain metastases [J]. Nature communications, 2019, 10 (1): 3190-3199.

[17] ZHANG Q, CHEN J, YU X, et al. Survival benefit of anti-

HER2 therapy after whole-brain radiotherapy in HER2-positive breast cancer patients with brain metastasis [J]. Breast cancer (Tokyo, Japan), 2016, 23 (5): 732-9.

[18] MA S C, TANG X R, LONG L L, et al. Integrative evaluation of primary and metastatic lesion spectrum to guide anti-PD-L1 therapy of non-small cell lung cancer: results from two randomized studies [J]. Oncoimmunology, 2021, 10 (1): 1909296-1909307.

[19] TAN R Y C, CAMAT M D, NG M, et al. HER2 positive rates are enriched amongst colorectal cancer brain metastases: a study amongst 1920 consecutive patients [J]. Annals of oncology: official journal of the European Society for Medical Oncology, 2018, 29 (7): 1598-9.

[20] GLITZA OLIVA I C, SCHVARTSMAN G, TAWBI H. Advances in the systemic treatment of melanoma brain metastases [J]. Annals of oncology: official journal of the European Society for Medical Oncology, 2018, 29 (7): 1509-20.

[21] SCHOUTEN L J, RUTTEN J, HUVENEERS H A, et al. Incidence of brain metastases in a cohort of patients with carcinoma of the breast, colon, kidney, and lung and melanoma [J]. Cancer, 2002, 94 (10): 2698-705.

[22] EICHLER A F, LOEFFLER J S. Multidisciplinary Management of Brain Metastases [J]. Oncologist, 2007, 12 (7): 884-898.

[23] PATEL A J, SUKI D, HATIBOGLU M A, et al. Impact of surgical methodology on the complication rate and functional outcome of patients with a single brain metastasis [J]. Journal of neurosurgery, 2015, 122 (5): 1132-43.

[24] ALVAREZ-BRECKENRIDGE C, GIOBBIE-HURDER A, GILL C M, et al. Upfront Surgical Resection of Melanoma Brain Metastases Provides a Bridge Toward Immunotherapy-

神经肿瘤

参考文献

Mediated Systemic Control [J]. Oncologist，2019，24（5）：671-9.

[25] 周先申，万经海.多发脑转移瘤手术指征及综合治疗探讨 [J]. 中国临床医生杂志，2017，45（4）：69-72.

[26] CHUA T H，SEE A A Q，ANG B T，et al. Awake Craniotomy for Resection of Brain Metastases：A Systematic Review [J]. World neurosurgery，2018，120：e1128-e35.

[27] SANMILLAN J L，FERNáNDEZ-COELLO A，FERNáNDEZ-CONEJERO I，et al. Functional approach using intraoperative brain mapping and neurophysiological monitoring for the surgical treatment of brain metastases in the central region [J]. Journal of neurosurgery，2017，126（3）：698-707.

[28] ZUO F，HU K，KONG J，et al. Surgical Management of Brain Metastases in the Perirolandic Region [J]. Frontiers in oncology，2020，10：572644.

[29] 胡珂，万经海.脑转移瘤的外科治疗策略 [J]. 中国临床医生，2014，42（04）：17-9.

[30] LEE S R，OH J Y，KIM S H. Gamma Knife radiosurgery for cystic brain metastases [J]. British journal of neurosurgery，2016，30（1）：43-8.

[31] WANG H，LIU X，JIANG X，et al. Cystic brain metastases had slower speed of tumor shrinkage but similar prognosis compared with solid tumors that underwent radiosurgery treatment [J]. Cancer management and research，2019，11：1753-63.

[32] YU K K H，PATEL A R，MOSS N S. The Role of Stereotactic Biopsy in Brain Metastases [J]. Neurosurgery clinics of North America，2020，31（4）：515-26.

[33] RYKEN T C，KUO J S，PRABHU R S，et al. Congress of Neurological Surgeons Systematic Review and Evidence-Based Guidelines on the Role of Steroids in the Treatment of Adults With Metastatic Brain Tumors [J]. Neurosurgery，2019，84

(3): E189-e91.

[34] GERSTNER E R, DUDA D G, DI TOMASO E, et al. VEGF inhibitors in the treatment of cerebral edema in patients with brain cancer [J]. Nature reviews Clinical oncology, 2009, 6 (4): 229-36.

[35] MUT M. Surgical treatment of brain metastasis: a review [J]. Clinical neurology and neurosurgery, 2012, 114 (1): 1-8.

[36] MAHAJAN A, AHMED S, MCALEER M F, et al. Post-operative stereotactic radiosurgery versus observation for completely resected brain metastases: a single-centre, randomised, controlled, phase 3 trial [J]. The Lancet Oncology, 2017, 18 (8): 1040-8.

[37] BROWN P D, BALLMAN K V, CERHAN J H, et al. Postoperative stereotactic radiosurgery compared with whole brain radiotherapy for resected metastatic brain disease (NCCTG N107C/CEC · 3): a multicentre, randomised, controlled, phase 3 trial [J]. The Lancet Oncology, 2017, 18 (8): 1049-60.

[38] LE RHUN E, GUCKENBERGER M, SMITS M, et al. EANO-ESMO Clinical Practice Guidelines for diagnosis, treatment and follow-up of patients with brain metastasis from solid tumours [J]. Annals of oncology: official journal of the European Society for Medical Oncology, 2021, 32 (11): 1332-47.

[39] YAMAMOTO M, SERIZAWA T, SHUTO T, et al. Stereotactic radiosurgery for patients with multiple brain metastases (JL-GK0901): a multi -institutional prospective observational study [J]. The Lancet Oncology, 2014, 15 (4): 387-95.

[40] CHANG W S, KIM H Y, CHANG J W, et al. Analysis of radiosurgical results in patients with brain metastases according to the number of brain lesions: is stereotactic radiosurgery effective for multiple brain metastases? [J]. Journal of neurosur-

gery，2010，113 Suppl：73-8.

[41] HUNTER G K，SUH J H，REUTHER A M，et al. Treatment of five or more brain metastases with stereotactic radiosurgery [J]. International journal of radiation oncology，biology，physics，2012，83（5）：1394-8.

[42] CHEN X，XIAO J，LI X，et al. Fifty percent patients avoid whole brain radiotherapy：stereotactic radiotherapy for multiple brain metastases：a retrospective analysis of a single center [J]. Clinical & translational oncology：official publication of the Federation of Spanish Oncology Societies and of the National Cancer Institute of Mexico，2012，14（8）：599-605.

[43] JIANG X S，XIAO J P，ZHANG Y，et al. Hypofractionated stereotactic radiotherapy for brain metastases larger than three centimeters [J]. Radiation oncology（London，England），2012，7：36-42.

[44] BI N，MA Y，XIAO J，et al. A Phase II Trial of Concurrent Temozolomide and Hypofractionated Stereotactic Radiotherapy for Complex Brain Metastases [J]. The Oncologist，2019，24（9）：1-7.

[45] 樊代明. 整合肿瘤学・临床卷[M]. 北京：科学出版社，2021.

[46] 马玉超，邓垒，王文卿，等. 大分割放疗联合替莫唑胺治疗大体积脑转移瘤的前瞻性临床研究 [J]. 中华放射肿瘤学杂志，2016，25（4）：320-326.

[47] 马玉超，刘峰，王凯，等. FSRT联合替莫唑胺治疗大体积脑转移瘤的对照研究 [J]. 中华放射肿瘤学杂志，2018，027（004）：348-53.

[48] 肖建平，李晔雄，易俊林等，肿瘤大分割放疗图谱，2020年第一版.

[49] BROWN P D，BALLMAN K V，CERHAN J H，et al. Postoperative stereotactic radiosurgery compared with whole brain ra-

diotherapy for resected metastatic brain disease （NCCTG N107C/CEC·3）： a multicentre, randomised, controlled, phase 3 trial [J]. Lancet Oncology, 2017： 1049-1060.

[50] SOLIMAN H, RUSCHIN M, ANGELOV L, et al. Consensus Contouring Guidelines for Postoperative Completely Resected Cavity Stereotactic Radiosurgery for Brain Metastases [J]. International journal of radiation oncology, biology, physics, 2018, 100 （2）: 436-42.

[51] SOLTYS S G, SEIGER K, MODLIN L A, et al. A Phase I/II Dose-Escalation Trial of 3-Fraction Stereotactic Radiosurgery （SRS） for Large Resection Cavities of Brain Metastases [J]. International Journal of Radiation Oncology Biology Physics, 2015, 93 （3）: S38-S.

[52] BROWN P D, AHLUWALIA M S, KHAN O H, et al. Whole-Brain Radiotherapy for Brain Metastases： Evolution or Revolution? [J]. Journal of clinical oncology： official journal of the American Society of Clinical Oncology, 2018, 36 （5）: 483-91.

[53] GONDI V, TOME W A, MARSH J, et al. Estimated risk of perihippocampal disease progression after hippocampal avoidance during whole-brain radiotherapy： safety profile for RTOG 0933 [J]. Radiotherapy and oncology： journal of the European Society for Therapeutic Radiology and Oncology, 2010, 95 （3）: 327-31.

[54] GONDI V, TOLAKANAHALLI R, MEHTA M P, et al. Hippocampal-sparing whole-brain radiotherapy： a "how-to" technique using helical tomotherapy and linear accelerator-based intensity-modulated radiotherapy [J]. International journal of radiation oncology, biology, physics, 2010, 78 （4）: 1244-52.

[55] RADES D, EVERS J N, VENINGA T, et al. Shorter-course

whole-brain radiotherapy for brain metastases in elderly patients [J]. International journal of radiation oncology, biology, physics, 2011, 81 (4): e469-73.

[56] 马玉超, 王文卿, 赵瑞芝, 等. HT全脑+病灶同步推量放疗多发性脑转移瘤剂量学及临床分析 [J]. 中华放射肿瘤学杂志, 2018, 27 (5): 435-440.

[57] 刘清峰, 肖建平, 张烨, 等. 基于核磁定位的多发脑转移瘤全脑+病灶同步推量治疗中新发病灶的影响因素研究 [J]. 癌症进展, 2020, 18 (11): 1099-1102.

[58] LE RHUN E, WELLER M, BRANDSMA D, et al. EANO-ESMO Clinical Practice Guidelines for diagnosis, treatment and follow-up of patients with leptomeningeal metastasis from solid tumours [J]. Annals of oncology: official journal of the European Society for Medical Oncology, 2017, 28 (suppl_4): iv84-iv99.

[59] 杨斯苒, 刘清峰, 肖建平, 等. 放疗为主的综合方案治疗脑膜转移瘤Ⅱ期临床研究 [J]. 中华放射肿瘤学杂志, 2020, 29 (9): 744-50.

[60] YANG S, XIAO J, LIU Q, et al. The Sequence of Intracranial Radiotherapy and Systemic Treatment With Tyrosine Kinase Inhibitors for Gene-Driven Non-Small Cell Lung Cancer Brain Metastases in the Targeted Treatment Era: A 10-Year Single-Center Experience [J]. Frontiers in oncology, 2021, 11: 732883.

[61] CHEN X R, HOU X, LI D L, et al. Management of Non-Small-Cell Lung Cancer Patients Initially Diagnosed With 1 to 3 Synchronous Brain-Only Metastases: A Retrospective Study [J]. Clinical lung cancer, 2021, 22 (1): e25-e34.

[62] NI J, LI G, YANG X, et al. Optimal timing and clinical value of radiotherapy in advanced ALK-rearranged non-small cell lung cancer with or without baseline brain metastases: implica-

tions from pattern of failure analyses [J]. Radiation oncology (London, England), 2019, 14 (1): 44.

[63] DUAN H, HE Z Q, GUO C C, et al. Bone metastasis predicts poor prognosis of patients with brain metastases from colorectal carcinoma post aggressive treatment [J]. Cancer management and research, 2018, 10: 2467-74.

[64] JIANG X B, YANG Q Y, SAI K, et al. Brain metastases from colorectal carcinoma: a description of 60 cases in a single Chinese cancer center [J]. Tumour biology: the journal of the International Society for Oncodevelopmental Biology and Medicine, 2011, 32 (6): 1249-56.

[65] JIANG X B, KE C, ZHANG G H, et al. Brain metastases from hepatocellular carcinoma: clinical features and prognostic factors [J]. BMC Cancer, 2012, 12: 49.

[66] WANG Y, JI Z, LIN F H, et al. Outcome and prognostic value of treatment for brain metastases and the primary tumor in patients with breast cancer brain metastases [J]. Clinical neurology and neurosurgery, 2018, 170: 43-6.

[67] WANG H, OU Q, LI D, et al. Genes associated with increased brain metastasis risk in non-small cell lung cancer: Comprehensive genomic profiling of 61 resected brain metastases versus primary non-small cell lung cancer (Guangdong Association Study of Thoracic Oncology 1036) [J]. Cancer, 2019, 125 (20): 3535-44.

[68] MIYAWAKI E, KENMOTSU H, MORI K, et al. Optimal Sequence of Local and EGFR-TKI Therapy for EGFR-Mutant Non-Small Cell Lung Cancer With Brain Metastases Stratified by Number of Brain Metastases [J]. International journal of radiation oncology, biology, physics, 2019, 104 (3): 604-13.

[69] WANG C, LU X, ZHOU Z, et al. The Efficacy of Upfront Intracranial Radiation with TKI Compared to TKI Alone in the

NSCLC Patients Harboring EGFR Mutation and Brain Metastases [J]. Journal of Cancer, 2019, 10 (9): 1985-90.

[70] KIM J M, MILLER J A, KOTECHA R, et al. Stereotactic radiosurgery with concurrent HER2-directed therapy is associated with improved objective response for breast cancer brain metastasis [J]. Neuro-oncology, 2019, 21 (5): 659-68.

[71] MAGNUSON W J, YEUNG J T, GUILLOD P D, et al. Impact of Deferring Radiation Therapy in Patients With Epidermal Growth Factor Receptor-Mutant Non-Small Cell Lung Cancer Who Develop Brain Metastases [J]. International journal of radiation oncology, biology, physics, 2016, 95 (2): 673-9.

[72] ANDRATSCHKE N, KRAFT J, NIEDER C, et al. Optimal management of brain metastases in oncogenic-driven non-small cell lung cancer (NSCLC) [J]. Lung cancer (Amsterdam, Netherlands), 2019, 129: 63-71.

[73] KOTECHA R, KIM J M, MILLER J A, et al. The impact of sequencing PD-1/PD-L1 inhibitors and stereotactic radiosurgery for patients with brain metastasis [J]. Neuro-oncology, 2019, 21 (8): 1060-8.

[74] LEHRER E J, PETERSON J, BROWN P D, et al. Treatment of brain metastases with stereotactic radiosurgery and immune checkpoint inhibitors: An international meta-analysis of individual patient data [J]. Radiotherapy and oncology: journal of the European Society for Therapeutic Radiology and Oncology, 2019, 130: 104-12.

[75] CHEN L, DOUGLASS J, KLEINBERG L, et al. Concurrent Immune Checkpoint Inhibitors and Stereotactic Radiosurgery for Brain Metastases in Non-Small Cell Lung Cancer, Melanoma, and Renal Cell Carcinoma [J]. International journal of radiation oncology, biology, physics, 2018, 100 (4): 916-25.

[76] SOCINSKI M A, LANGER C J, HUANG J E, et al. Safety of

bevacizumab in patients with non-small-cell lung cancer and brain metastases [J]. Journal of clinical oncology: official journal of the American Society of Clinical Oncology, 2009, 27 (31): 5255-61.

[77] TOLANEY S M, SAHEBJAM S, LE RHUN E, et al. A Phase II Study of Abemaciclib in Patients with Brain Metastases Secondary to Hormone Receptor-Positive Breast Cancer [J]. Clinical cancer research: an official journal of the American Association for Cancer Research, 2020, 26 (20): 5310-9.

[78] SWAIN S M, BASELGA J, MILES D, et al. Incidence of central nervous system metastases in patients with HER2-positive metastatic breast cancer treated with pertuzumab, trastuzumab, and docetaxel: results from the randomized phase III study CLEOPATRA [J]. Annals of oncology: official journal of the European Society for Medical Oncology, 2014, 25 (6): 1116-21.

[79] LIN N U, DIéRAS V, PAUL D, et al. Multicenter phase II study of lapatinib in patients with brain metastases from HER2-positive breast cancer [J]. Clinical cancer research: an official journal of the American Association for Cancer Research, 2009, 15 (4): 1452-9.

[80] BACHELOT T, ROMIEU G, CAMPONE M, et al. Lapatinib plus capecitabine in patients with previously untreated brain metastases from HER2-positive metastatic breast cancer (LANDSCAPE): a single-group phase 2 study [J]. The Lancet Oncology, 2013, 14 (1): 64-71.

[81] KROP I E, LIN N U, BLACKWELL K, et al. Trastuzumab emtansine (T-DM1) versus lapatinib plus capecitabine in patients with HER2-positive metastatic breast cancer and central nervous system metastases: a retrospective, exploratory analysis in EMILIA [J]. Annals of oncology: official journal of the

European Society for Medical Oncology, 2015, 26 (1):
113-9.

[82] SAURA C, OLIVEIRA M, FENG Y H, et al. Neratinib Plus
Capecitabine Versus Lapatinib Plus Capecitabine in HER2-
Positive Metastatic Breast Cancer Previously Treated With ≥ 2
HER2-Directed Regimens: Phase III NALA Trial [J]. Journal
of clinical oncology: official journal of the American Society of
Clinical Oncology, 2020, 38 (27): 3138-49.

[83] LIN N U, BORGES V, ANDERS C, et al. Intracranial Effica-
cy and Survival With Tucatinib Plus Trastuzumab and
Capecitabine for Previously Treated HER2-Positive Breast Can-
cer With Brain Metastases in the HER2CLIMB Trial [J]. Journal
of clinical oncology: official journal of the American Society of
Clinical Oncology, 2020, 38 (23): 2610-9.

[84] FREEDMAN R A, GELMAN R S, ANDERS C K, et al. TB-
CRC 022: A Phase II Trial of Neratinib and Capecitabine for
Patients With Human Epidermal Growth Factor Receptor 2-
Positive Breast Cancer and Brain Metastases [J]. Journal of clini-
cal oncology: official journal of the American Society of Clini-
cal Oncology, 2019, 37 (13): 1081-9.

[85] GOLDBERG S B, SCHALPER K A, GETTINGER S N, et al.
Pembrolizumab for management of patients with NSCLC and
brain metastases: long-term results and biomarker analysis
from a non-randomised, open-label, phase 2 trial [J]. The
Lancet Oncology, 2020, 21 (5): 655-63.

[86] GAUVAIN C, VAULéON E, CHOUAID C, et al. Intracere-
bral efficacy and tolerance of nivolumab in non-small-cell lung
cancer patients with brain metastases [J]. Lung cancer (Amster-
dam, Netherlands), 2018, 116: 62-6.

[87] PAZ-ARES L, CIULEANU T E, COBO M, et al. First-line
nivolumab plus ipilimumab combined with two cycles of chemo-

therapy in patients with non-small-cell lung cancer (Check-
Mate 9LA): an international, randomised, open-label,
phase 3 trial [J]. The Lancet Oncology, 2021, 22 (2): 198-
211.

[88] IUCHI T, SHINGYOJI M, SAKAIDA T, et al. Phase II trial
of gefitinib alone without radiation therapy for Japanese patients
with brain metastases from EGFR-mutant lung adenocarcinoma
[J]. Lung cancer (Amsterdam, Netherlands), 2013, 82
(2): 282-7.

[89] ZENG Y D, LIAO H, QIN T, et al. Blood-brain barrier per-
meability of gefitinib in patients with brain metastases from
non-small-cell lung cancer before and during whole brain radi-
ation therapy [J]. Oncotarget, 2015, 6 (10): 8366-76.

[90] YANG J J, ZHOU C, HUANG Y, et al. Icotinib versus
whole-brain irradiation in patients with EGFR-mutant non-
small-cell lung cancer and multiple brain metastases
(BRAIN): a multicentre, phase 3, open-label, parallel,
randomised controlled trial [J]. The Lancet Respiratory medi-
cine, 2017, 5 (9): 707-16.

[91] SOLOMON B J, CAPPUZZO F, FELIP E, et al. Intracranial
Efficacy of Crizotinib Versus Chemotherapy in Patients With
Advanced ALK-Positive Non-Small-Cell Lung Cancer: Re-
sults From PROFILE 1014 [J]. Journal of clinical oncology: of-
ficial journal of the American Society of Clinical Oncology,
2016, 34 (24): 2858-65.

[92] DRILON A, SIENA S, DZIADZIUSZKO R, et al. Entrectinib
in ROS1 fusion-positive non-small-cell lung cancer: integrat-
ed analysis of three phase 1-2 trials [J]. The Lancet Oncology,
2020, 21 (2): 261-70.

[93] LIU L, BAI H, SEERY S, et al. Efficacy and safety of treat-
ment modalities across EGFR selected/unselected populations

神经肿瘤

参考文献

with non-small cell lung cancer and brain metastases: A systematic review and Bayesian network meta-analysis [J]. Lung cancer (Amsterdam, Netherlands), 2021, 158: 74-84.

[94] RAMALINGAM S S, VANSTEENKISTE J, PLANCHARD D, et al. Overall Survival with Osimertinib in Untreated, EGFR-Mutated Advanced NSCLC [J]. The New England journal of medicine, 2020, 382 (1): 41-50.

[95] MOK T, CAMIDGE D R, GADGEEL S M, et al. Updated overall survival and final progression-free survival data for patients with treatment-naive advanced ALK-positive non-small-cell lung cancer in the ALEX study [J]. Annals of oncology: official journal of the European Society for Medical Oncology, 2020, 31 (8): 1056-64.

[96] PAZ-ARES L, DVORKIN M, CHEN Y, et al. Durvalumab plus platinum-etoposide versus platinum-etoposide in first-line treatment of extensive-stage small-cell lung cancer (CASPIAN): a randomised, controlled, open-label, phase 3 trial [J]. Lancet, 2019, 394 (10212): 1929-39.

[97] DUMMER R, GOLDINGER S M, TURTSCHI C P, et al. Vemurafenib in patients with BRAF (V600) mutation-positive melanoma with symptomatic brain metastases: final results of an open-label pilot study [J]. European journal of cancer (Oxford, England: 1990), 2014, 50 (3): 611-21.

[98] MCARTHUR G A, MAIO M, ARANCE A, et al. Vemurafenib in metastatic melanoma patients with brain metastases: an open-label, single-arm, phase 2, multicentre study [J]. Annals of oncology: official journal of the European Society for Medical Oncology, 2017, 28 (3): 634-41.

[99] LONG G V, TREFZER U, DAVIES M A, et al. Dabrafenib in patients with Val600Glu or Val600Lys BRAF-mutant melanoma metastatic to the brain (BREAK-MB): a multicentre,

open-label, phase 2 trial [J]. The Lancet Oncology, 2012, 13 (11): 1087-95.

神经肿瘤

[100] DAVIES M A, SAIAG P, ROBERT C, et al. Dabrafenib plus trametinib in patients with BRAF (V600) -mutant melanoma brain metastases (COMBI-MB): a multicentre, multicohort, open-label, phase 2 trial [J]. The Lancet Oncology, 2017, 18 (7): 863-73.

[101] TAWBI H A, FORSYTH P A, ALGAZI A, et al. Combined Nivolumab and Ipilimumab in Melanoma Metastatic to the Brain [J]. The New England journal of medicine, 2018, 379 (8): 722-30.

[102] LONG G V, ATKINSON V, LO S, et al. Combination nivolumab and ipilimumab or nivolumab alone in melanoma brain metastases: a multicentre randomised phase 2 study [J]. The Lancet Oncology, 2018, 19 (5): 672-81.

[103] GUTZMER R, VORDERMARK D, HASSEL J C, et al. Melanoma brain metastases - Interdisciplinary management recommendations 2020 [J]. Cancer treatment reviews, 2020, 89: 102083.

[104] THUST S C, VAN DEN BENT M J, SMITS M. Pseudoprogression of brain tumors [J]. Journal of magnetic resonance imaging: JMRI, 2018, 48 (3): 571-89.

[105] WHITE A P, KWON B K, LINDSKOG D M, et al. Metastatic disease of the spine [J]. Journal of the American Academy of Orthopaedic Surgeons, 2006, 14 (11): 587-98.

[106] SCHIFF D, O'NEILL B P, SUMAN V J. Spinal epidural metastasis as the initial manifestation of malignancy: Clinical features and diagnostic approach [J]. Neurology, 1997, 49 (2): 452-6.

[107] SCHICK U, MARQUARDT G, LORENZ R. Intradural and extradural spinal metastases [J]. Neurosurgical review, 2001,

参考文献

185

24（1）：1-5；discussion 6-7.

[108] FREY I，LE BRETON C，LEFKOPOULOS A，et al. Intra-dural extramedullary spinal canal secondary neoplasms：MR findings in 30 patients [J]. European radiology，1998，8（7）：1187-92.

[109] BEALL D P，GOOGE D J，EMERY R L，et al. Extramedul-lary intradural spinal tumors：a pictorial review [J]. Current problems in diagnostic radiology，2007，36（5）：185-98.

[110] HOOVER J M，KRAUSS W E，LANZINO G. Intradural spi-nal metastases：a surgical series of 15 patients [J]. Acta neuro-chirurgica，2012，154（5）：871-7；discussion 7.

[111] CABEZAS-CAMARERO S，SASTRE J，POLIDURA M C，et al. C8-T1 Radiculopathy Due to an Intradural Extramedul-lary Metastasis of a Pancreatic Neuroendocrine Tumor：Case Report and Review of the Literature [J]. Pancreas，2016，45（5）：772-9.

[112] MACKEL C E，ALSIDEIRI G，PAPAVASSILIOU E. Intra-medullary-Extramedullary Breast Metastasis to the Caudal Neuraxis Two Decades after Primary Diagnosis：Case Report and Review of the Literature [J]. World neurosurgery，2020，140：26-31.

[113] AIELLO D，MAZZOLA R，GREGUCCI F，et al. Surprising complete response of intramedullary spinal cord metastasis from breast cancer：a case report and literature review [J]. Tu-mori，2017，103（Suppl. 1）：e28-e30.

[114] SHAHIDEH M，FALLAH A，MUNOZ D G，et al. Systemat-ic review of primary intracranial glioblastoma multiforme with symptomatic spinal metastases，with two illustrative patients [J]. Journal of clinical neuroscience：official journal of the Neurosurgical Society of Australasia，2012，19（8）：1080-6.

[115] ISHII T，TERAO T，KOMINE K，et al. Intramedullary spinal cord metastases of malignant melanoma：an autopsy case report and review of the literature [J]. Clinical neuropathology，2010，29（5）：334-40.

[116] DAM-HIEU P，SEIZEUR R，MINEO J F，et al. Retrospective study of 19 patients with intramedullary spinal cord metastasis [J]. Clinical neurology and neurosurgery，2009，111（1）：10-7.

[117] MESFIN A，EL DAFRAWY M H，JAIN A，et al. Total En Bloc Spondylectomy for Primary and Metastatic Spine Tumors [J]. Orthopedics，2015，38（11）：e995-e1000.

[118] THIBAULT I，AL-OMAIR A，MASUCCI G L，et al. Spine stereotactic body radiotherapy for renal cell cancer spinal metastases：analysis of outcomes and risk of vertebral compression fracture [J]. Journal of neurosurgery Spine，2014，21（5）：711-8.

[119] WOSTRACK M，PAPE H，KREUTZER J，et al. Surgical treatment of spinal intradural carcinoma metastases [J]. Acta neurochirurgica，2012，154（2）：349-57.

[120] BOOGERD W，VAN DER SANDE J J. Diagnosis and treatment of spinal cord compression in malignant disease [J]. Cancer treatment reviews，1993，19（2）：129-50.

[121] COLE J S，PATCHELL R A. Metastatic epidural spinal cord compression [J]. The Lancet Neurology，2008，7（5）：459-66.

[122] BUHMANN KIRCHHOFF S，BECKER C，DUERR H R，et al. Detection of osseous metastases of the spine：comparison of high resolution multi-detector-CT with MRI [J]. European journal of radiology，2009，69（3）：567-73.

[123] BOLLEN L，DIJKSTRA S P D，BARTELS R，et al. Clinical management of spinal metastases-The Dutch national guide-

line [J]. European journal of cancer（Oxford, England：
1990）, 2018, 104：81-90.

[124] JACOBS W B, PERRIN R G. Evaluation and treatment of spi-
nal metastases：an overview [J]. Neurosurgical focus, 2001,
11（6）：e10.

[125] PATCHELL R A, TIBBS P A, REGINE W F, et al. Direct
decompressive surgical resection in the treatment of spinal
cord compression caused by metastatic cancer：a randomised
trial [J]. Lancet, 2005, 366（9486）：643-8.

[126] PATIL C G, LAD S P, SANTARELLI J, et al. National in-
patient complications and outcomes after surgery for spinal me-
tastasis from 1993-2002 [J]. Cancer, 2007, 110（3）：625-
30.

[127] GAZZERI R, TELERA S, GALARZA M, et al. Surgical
treatment of intramedullary spinal cord metastases：functional
outcome and complications-a multicenter study [J]. Neurosur-
gical review, 2021, 44（6）：3267-75.

[128] NATER A, TETREAULT L L, DAVIS A M, et al. Key Pre-
operative Clinical Factors Predicting Outcome in Surgically
Treated Patients with Metastatic Epidural Spinal Cord Com-
pression：Results from a Survey of 438 AOSpine International
Members [J]. World neurosurgery, 2016, 93：436-48.e15.

[129] BILSKY M H, LAUFER I, FOURNEY D R, et al. Reliabili-
ty analysis of the epidural spinal cord compression scale [J].
Journal of neurosurgery Spine, 2010, 13（3）：324-8.

[130] FISHER C G, DIPAOLA C P, RYKEN T C, et al. A novel
classification system for spinal instability in neoplastic dis-
ease：an evidence-based approach and expert consensus from
the Spine Oncology Study Group [J]. Spine, 2010, 35（22）：
E1221-9.

[131] TOKUHASHI Y, MATSUZAKI H, ODA H, et al. A revised

scoring system for preoperative evaluation of metastatic spine tumor prognosis [J]. Spine, 2005, 30 (19): 2186-91.

[132] BALAIN B, JAISWAL A, TRIVEDI J M, et al. The Oswestry Risk Index: an aid in the treatment of metastatic disease of the spine [J]. The bone & joint journal, 2013, 95-b (2): 210-6.

[133] FEHLINGS M G, KOPJAR B, YOON T, et al. 1. Surgical Treatment for Cervical Spondylotic Myelopathy: One Year Outcomes of the AOSpine North America Multi-Center Prospective Study of 301 Patients [J]. Spine Journal, 2009, 9 (10): 1S-S.

[134] KALOOSTIAN P E, ZADNIK P L, ETAME A B, et al. Surgical management of primary and metastatic spinal tumors [J]. Cancer control: journal of the Moffitt Cancer Center, 2014, 21 (2): 133-9.

[135] NADER R, RHINES L D, MENDEL E. Metastatic sacral tumors [J]. Neurosurgery clinics of North America, 2004, 15 (4): 453-7.

[136] ZHOU X, CUI H, HE Y, et al. Treatment of Spinal Metastases with Epidural Cord Compression through Corpectomy and Reconstruction via the Traditional Open Approach versus the Mini-Open Approach: A Multicenter Retrospective Study [J]. Journal of oncology, 2019, 2019: 7904740.

[137] MARANZANO E, TRIPPA F, CASALE M, et al. 8Gy single-dose radiotherapy is effective in metastatic spinal cord compression: results of a phase III randomized multicentre Italian trial [J]. Radiotherapy and oncology: journal of the European Society for Therapeutic Radiology and Oncology, 2009, 93 (2): 174-9.

[138] JABBARI S, GERSZTEN P C, RUSCHIN M, et al. Stereotactic Body Radiotherapy for Spinal Metastases: Practice

Guidelines, Outcomes, and Risks [J]. Cancer journal（Sudbury, Mass）, 2016, 22（4）: 280-9.

[139] 樊代明. 整合肿瘤学·基础卷[M]. 西安: 世界图书出版西安有限公司, 2021.

第四篇　原发性中枢神经系统淋巴瘤

— 第一章 —

流行病学

原发性中枢神经系统淋巴瘤（primary central nervous system lymphoma，PCNSL）通常局限于脑、眼球、软脑膜及脊髓，不累及全身其他器官。年发病率为（0.4~0.5）/100000，占新诊断脑肿瘤的3%~4%、结外淋巴瘤的4%~6%。多数是一种侵袭性非霍奇金淋巴瘤，其中B细胞起源约占98%，T细胞起源约2%。PCNSL可发生于免疫抑制的人群（获得性免疫缺陷综合征、先天性免疫缺陷、移植后免疫抑制），也可发生于免疫功能正常人群。PCNSL可能发生在任何年龄段，中位年龄65岁，男性多于女性。

第二章

预防

移植后淋巴增殖性疾病（post-transplant lymphoproliferative disorders，PTLD）和 HIV 感染容易并发 PCNSL，这类患者通常比非免疫缺陷 PCNSL 病人更年轻，治疗效果更差。EBV（+）PCNSL 可有肿瘤微环境耐受的巨噬细胞和免疫检查点基因表达升高；而 AIDS 相关的 PCNSL 有较低的 CD4 基因拷贝数。EB 病毒在 PCNSL 的免疫损害中起重要的作用。胶原血管性疾病亦是 PCNSL 的高危因素，如系统性红斑狼疮、类风湿关节炎等。

因此，应贯彻"三级预防"理念，预防和积极治疗病毒感染，提高机体免疫力与抗病能力；定期体检，做到早发现、早诊断和早治疗。

早诊筛查

PCNSL发病以中枢神经系统症状为主，很少出现发热、盗汗、体重减轻等全身症状。所以大部分患者都是在出现中枢神经系统症状后进行检查。

诊断

第一节 临床表现

PCNSL病程短，大多在半年内，主要症状与体征由其占位效应或弥散性脑水肿所致。临床表现可分成4组。

1 脑部受累症状（占30%～50%）

主要表现为头痛、视力模糊、性格改变，另外根据病变部位会出现相应临床表现。

2 软脑膜受累症状（10%～25%）

此类病人在脑脊液检查时蛋白和淋巴细胞计数明显增高。

3 眼受累症状（10%～20%）

约20%的PCNSL有眼受累，怀疑PCNSL的病人，应行眼裂隙灯检查。

4 脊髓受累症状不足1%

PCNSL无特殊临床表现，如无细胞学和组织学资料，术前诊断十分困难。

第二节　影像学表现

PCNSL可发生在中枢神经系统的任何部位，但多数发生在幕上，约50%发生在大脑半球，后颅窝占10%~30%，幕上、下同时受累约占18%，病变好发于基底神经节、胼胝体、脑室周围白质和小脑蚓部，软脑膜、脉络丛和透明隔也常受累。

1　CT表现

稍高密度肿块，形态不规则，呈团块状，或呈类圆形，增强检查呈团块状或"握拳"样均匀性强化。

2　PET-CT表现

^{18}F-FDG-PET扫描，病灶呈明显高摄取；有研究发现SUVmax值大于15时，有助于PCNSL诊断。

3　MRI平扫表现

T1WI多表现为等或稍低信号，T2WI多表现为等或稍高信号，内部有坏死T2WI可为高信号，瘤周水肿呈T1低T2高信号，水肿范围与肿瘤大小不成比例，有占位效应。

4 MRI增强表现

肿瘤破坏血脑屏障，导致增强时多呈明显均匀强化，肿瘤坏死时可强化不均。无包膜和浸润性生长特点产生一些典型的征象，如"握拳征""棘征""脐凹征""裂隙征"等；病灶沿胼胝体跨大脑半球侵犯可表现为"蝴蝶征"，沿室管膜生长可表现为"线样征"。但大脑淋巴瘤病MRI多表现为弥漫性白质改变，一般无强化，仅有少数病例报道有针尖样强化。

5 功能MRI表现

5.1 DWI

瘤细胞致密，核浆比大，间质较少的特点使其在DWI及ADC图上呈弥散受限改变，即DWI稍高信号、ADC值降低。

5.2 PWI

肿瘤新生血管少，PCNSL灌注相对低于其他颅脑恶性肿瘤。

5.3 MRS

瘤细胞致密导致Cho峰升高；部分淋巴瘤可出现具有特征性的Lip峰，可能与肿瘤内凝固性坏死、细胞膜破坏有关。

第三节　鉴别诊断

1　高级别脑胶质瘤

MRI信号明显不均匀，呈混杂T1/T2信号影，周边明显指状水肿影；占位征象明显，邻近脑室受压变形、中线结构移位、脑沟、脑池受压；增强扫描呈明显花环状及结节样异常强化影。

2　颅内转移瘤

转移瘤多位于灰白质交界处，常多发，少数单发，MRI多呈长T1长T2信号，增强检查呈环形强化或结节样强化，肿瘤中心可有坏死；常表现为"小病灶大水肿"；转移瘤患者一般有原发恶性病史。

3　颅内脱髓鞘样病变

与淋巴瘤易发生混淆的是肿瘤样脱髓鞘病变，增强扫描可见环形强化影，"开环征"为其较特异性征象，诊断性治疗后复查，病变缩小明显，易复发，实验室检查有助于鉴别诊断。

4 脑膜瘤

脑膜瘤多呈圆形或类圆形肿块，形态规则，瘤内囊变坏死少见，脑膜瘤内可见钙化灶；CT表现为稍高或高密度；MRI表现多为等T1等T2信号，增强检查时呈均匀强化，邻近脑膜可出现"脑膜尾征"。

第四节 病理学检查

80%~90%的PCNSL为弥漫大B细胞淋巴瘤，少数为免疫缺陷相关淋巴瘤、血管内大B细胞淋巴瘤以及CNS内各种少见淋巴瘤。少见淋巴瘤包括硬膜的黏膜相关淋巴组织淋巴瘤（MALT），低级别B细胞和T细胞淋巴瘤，Burkitt淋巴瘤，高级别T细胞和NK/T细胞淋巴瘤。

1 弥漫大B细胞淋巴瘤（diffuse large B cell lymphoma，DLBCL）

大体：可单发或多发，常位于大脑半球，深部组织，靠近脑室系统。脑膜受累可表现像脑膜炎或脑膜瘤。

镜下：细胞密度高，弥漫分布。瘤中心常见大片地图状坏死，瘤细胞团状分布。肿瘤周边常见瘤细胞以血管为中心的生长方式，血管周围网状纤维增生明显。伴明显的星形胶质细胞和小胶质细胞增生，反应性成熟 T 和 B 细胞的炎症浸润。瘤细胞大，核大而不规则、具有异型性，核仁明显。有些病例可混杂巨噬细胞。

免疫表型：B 细胞显示 PAX5，CD19，CD20，CD22 阳性及 CD79a 阳性。大部分病例表达 BCL6 和 MUM1，浆细胞标记（CD38 和 CD138）常阴性。不同于系统性弥漫大 B 细胞淋巴瘤，中枢神经系统 DLBCL 表达 CD10 的病例不到 10%。BCL2 表达较常见，82% 的病例有 BCL2 和 MYC 的高表型。核分裂象易见，ki67 增殖指数可达 70%、甚至 90%，凋亡常见。EBV 阳性病例罕见，如阳性应检查评估患者是否免疫缺陷。

基因改变：DLBCL 存在多种遗传学异常，比如 18q21 扩增、BCL-6 异位、6p21 缺失等；近期发现多种基因突变，常见包括：MYD88、CD79b、CDKN2A、ETV6、PIM1 等，其中 MYD88L265P 是最为常见的突变位点，促进增生，防止凋亡。表观基因改变，DAPK1，CDKN2A，MGMT 和 RFC 的改变都可能有潜在的治疗相关性。MYD88 突变与 PFS 和 OS 有相关性，是 DLBCL 免疫治疗独立的不良预后因素。

分型：Hans 等根据组织病理切片免疫组化中 CD10、BCL-6，MUM-1 的表达，将 DLBCL 分为生发中心 B 细胞样（GCB）亚型和非生发中心 B 细胞样（non-GCB）亚型。non-GCB 亚型的预后明显差于 GCB 亚型，PCNSL 大部分属于 non-GCB。

新近发展的 Nano String 数字基因定量技术，将 DLBCL 分为 GCB，激活 B 细胞样（ABC）亚型及不能分类亚型三种亚型。

为提高 DLBCL 分型的预后判断价值，选择更合适的治疗，学者在免疫组化分型基础上加入细胞遗传学改变。有 MYC 和 BCL-2 基因重排或 BCL-6 基因重排，称为双打击淋巴瘤（DHL）。患者若同时伴 MYC，BCL-2，BCL-6 基因重排，称为三打击淋巴瘤（THL）。目前已将这两种类型归为高级别 B 细胞淋巴瘤。

大规模二代基因测序结果表明，GCB 亚型与 ABC 亚型 DLBCL 有不同突变基因谱。新分型较传统分型对预后判断更为准确和具体化，有利于临床筛选化疗不敏感的高危患者，并根据具体基因学改变选择靶向药物尽早干预，从而改善预后。

糖皮质激素敏感的淋巴瘤：瘤细胞对糖皮质激素敏感，后者会诱导其凋亡。用药后，MRI 检查和活检组织中的 DLBCL 迅速消亡。镜下观察显示非特异性炎症反应和/或坏死，常见泡沫样巨噬细胞浸润，而瘤性 B 细胞少量或未见。某些病例中，B 细胞重排可能会显示单克隆 B 细胞群。但因细胞数量少很难有确切结果。

大脑淋巴瘤病：是弥漫大 B 细胞淋巴瘤一种特殊生长方式，虽然罕见，但在日常诊疗中可遇到。临床上主要为快速进展的认知功能障碍。组织学上淋巴瘤细胞主要在白质沿纤维弥漫分布，而不是融合性肿块。诊断需整合影像学表现。

前哨病变：少见病例，DLBCL 被报道前期（约 2 年）的脱髓鞘或炎性病变，症状类似多发性硬化。

2 免疫缺陷相关淋巴瘤

遗传或获得性的免疫缺陷者倾向患 PCNSL。通常与 EBV 感染相关。

AIDS-相关的弥漫大 B 细胞淋巴瘤：在其分类中，包括 AIDS-相关 DLBCL；EBV-阳性 DLBC，NOS（Not Otherwise Specified 非特指）；淋巴瘤样肉芽肿，以及单形性或多形性移植后淋巴细胞增生性疾病，都是首发症状在 CNS。

AIDS-相关 DLBCL 在颅内的图像与免疫正常的病人相似，可能更多灶性或片状坏死。EBV 阳性 DLB-CL，NOS，在老年人更多见。

3 淋巴瘤样肉芽肿

以血管中心性或破坏性生长方式为常见的淋巴增

生性疾病，主要成分是EBV阳性大B细胞，大多CD20阳性，CD30阳或阴性，CD15阴性。常伴反应性CD4和CD8阳性T淋巴细胞。浸润的血管壁常坏死，导致肿瘤或脑组织的梗死样改变。

移植后的淋巴增生性病变，CNS累及不常见，但也可能成为唯一累及的部位。

4 血管内大B细胞淋巴瘤

只在血管内生长的淋巴瘤。除了仅在皮肤病变，75%~85%的病变可累及CNS。脑内发生常见，也可见于脊髓。特征性血管内生长模式，导致临床症状类似脑梗死或亚急性白质脑病。大体可见新鲜或陈旧梗塞，坏死，和/或出血。镜下，大而异型的B细胞聚集在血管内，缺乏CD29和ICAM1（CD54）的表达，可能与细胞不能跨血管迁移相关。

5 CNS内各种少见淋巴瘤

除外弥漫大B细胞淋巴瘤，其他类型淋巴瘤罕见。包括：低级别B细胞和T细胞淋巴瘤，Burkitt淋巴瘤，高级别T细胞和NK/T细胞淋巴瘤。低级别淋巴瘤主要是B细胞来源。几乎没有确切的原发CNS的Hodgkin淋巴瘤。

5.1 低级别B细胞淋巴瘤

常见于成年人。镜下见小淋巴细胞密集，或血管周围浸润，其间可混杂浆细胞。CD20阳性表达，而CD5和CD10是阴性，增殖指数不高。

5.2 T细胞和NK/T细胞淋巴瘤

原发T细胞淋巴瘤在CNS中非常罕见。亚洲人群常见，主要是青年及成年人。镜下恶性T细胞表达CD45和T细胞抗原（CD2，CD3，CD4或CD8，CD5，和CD7）。T细胞重排单克隆阳性有助于鉴别诊断。低级别相对常见，预后较DLBCL好。原发CNS的EBV阳性的鼻型结外NK/T细胞淋巴瘤，常见于年轻至中年人。病理特征与身体其他部位病变相似，预后较差。

5.3 间变大细胞淋巴瘤

（1）原发CNS间变大细胞淋巴瘤，ALK阳性：非常罕见。以儿童、青年常见，男性多见。常以感染起病，脑内可单发或多发肿块，常累及软脑膜，硬膜或颅骨。疾病进展快，但如诊断和化疗选择正确，可长期生存。瘤细胞常CD30，ALK，EMA阳性，并有各种T细胞系抗原不同程度表达。

（2）原发CNS间变大细胞淋巴瘤，ALK阴性：罕见肿瘤，常见于成年人，性别无差异。病变多位于幕上，可单发或多发。除ALK无表达，病理组织学与ALK阳性间变大细胞淋巴瘤一致，预后较ALK阳性的更差。

5.4 硬膜的黏膜相关淋巴组织淋巴瘤（MALT淋巴瘤）

主要位于硬膜的淋巴瘤，比原发于脑内的更少见。最常见的硬膜淋巴瘤是 MALT 淋巴瘤。硬膜 MALT 淋巴瘤多见于成年女性，颅内多见，椎管少见。影像学常见硬膜斑块状增厚，似脑膜瘤。一般手术可全切，预后较好。组织学和免疫表型都类似于身体其他部位的 MALT 淋巴瘤。肿瘤由小淋巴细胞组成。胞核略异型，胞浆透亮。可侵犯邻近脑组织，累及 VR 间隙。瘤细胞为 CD5 阴性，CD10 阴性 B 细胞，可伴浆细胞分化。

第五节　小结

影像学检查仅能够提示 PCNSL，可靠诊断需组织病理依据。多数患者需行脑组织活检并组织病理学确诊。

如临床怀疑原发眼淋巴瘤，诊断性玻璃体切除术或抽吸术是临床的首选检查，若不能确诊，可考虑视网膜或脉络膜活检或可疑病变抽吸，或重复玻璃体切除术。眼内液分析包括白介素（IL-10）升高且 IL-10：IL-6 比值>1.0、MYD88 L265P 突变有助于诊断，但目前仍不能作为确诊依据。

脑脊液发现淋巴瘤细胞者无需脑组织活检来确诊。脑脊液 sCD19、s抗凝血酶III（sATIII）、sCD27、b2微球蛋白、IL-6、IL-10、CXCL13、骨桥蛋白和几种 miRNA（miRNA19b、miRNA21 和 miRNA92a）具潜在诊断价值。基于脑脊液的 β2-微球蛋白（β2-MG）、可溶性 IL-2 受体（sIL-2R）、白细胞介素-10（IL-10）和趋化因子配体 13（CXCL13）建立的多标志物诊断模型，由于具有高敏感性、特异性、阳性预测值和阴性预测值（分别为97%、97%、94% 和99%），是原发中枢神经系统淋巴瘤潜在辅助诊断工具，但目前仍不能作为确诊依据。

临床上在可能情况下，在活检前应避免使用类固醇激素，因为类固醇激素会影响组织病理学诊断。对已经接受类固醇激素治疗的患者，如活检组织呈现"阴性"或非特异性炎症，定期进行 MRI 检查密切和仔细随访，发现肿瘤增长时进行再次活检。

— 第五章 ————————————

治疗

第一节 治疗前评估

确诊 PCNSL，治疗前需行全面评估，包括临床评估、实验室评估、影像学评估和脑脊液分析。由于多数患者疾病进展迅速，病情严重者治疗和分期检查可同时进行。

1 临床评估

完整病史（包括既往移植史）和用药史（包括使用皮质类固醇激素）；体检包括全面眼科检查（以排除眼内受累）和神经系统评估（如 SSME 量表）；体能状态评估。

详细眼科检查包括散瞳眼底检查，以排除玻璃体、视网膜或视神经受累。荧光素血管造影可能有助于确认视网膜的淋巴瘤受累。对眼部受累，应获取眼后极的彩色照片，以跟踪和记录对治疗的反应。

2　实验室评估

实验室评估应包括血清乳酸脱氢酶（异常升高已确定为独立的预后因素）和肌酐清除率（低肌酐清除率不适合大剂量MTX治疗）。

3　影像学评估

颅脑影像学检查优先考虑增强MRI，因其有较高敏感性和特异性，对无法进行增强MRI或存在MRI检查禁忌证者，颅脑增强CT可作为替代检查，最好在治疗前完成；脊髓MRI，尤其对有症状或脑脊液检查异常者；全身断层影像检查排除系统性淋巴瘤继发中枢侵犯（PET-CT首选，但颈部到骨盆的增强CT可接受）；≥60岁男性患者睾丸超声检查，排除原发睾丸淋巴瘤继发中枢侵犯（如PET-CT阴性无需检查）；老年或有基础心脏病者行心脏彩超以评估心功能。

4　脑脊液分析

如无禁忌，应行腰穿脑脊液检查（包括常规、生化、细胞学评估和流式细胞分析）。腰穿建议在手术活检前或手术后1周采集脑脊液样本，以免出现假阳性结果。脑脊液总蛋白已被确定为重要预后因素，所有患者均应进行分析。流式细胞分析比常规细胞学检测对隐匿性软脑膜淋巴瘤更敏感，有条件单位推荐应用。正进行抗凝治疗、存在血小板减少或颅内肿块较大患者需谨慎腰穿检查。

5　所有确诊者建议多学科整合诊治（MDT to HIM）讨论，14天内接受治疗

PCNSL是要多学科整合治疗的疾病，MDT to HIM应贯穿其规范化整合诊疗全过程，MDT是整合神经外科、医学影像、神经病理和分子病理、放射肿瘤学、神经肿瘤、血液内科等相关学科优势，HIM是以患者为中心，制定个体化整合诊治方案，实现最大化整合诊治效果。

第二节　外科治疗

英国血液学标准委员会（BCSH）发表《成人原发性中枢神经系统淋巴瘤和原发性眼内淋巴瘤诊断及治疗指南2008》认为"一旦怀疑PCNSL，立体定向活检优于外科手术，手术切除治疗没有意义"；10年后英国血液学会（BSH）《原发性中枢神经系统弥漫大B淋巴瘤诊治指南2019》虽未排除某些情景下手术的积极作用，但总体上仍认为手术干预在PCNSL治疗中的作用非常有限，立体定向活检作为获得组织学诊断的"首选"未曾改变。

立体定向活检治疗步骤

适应证选择：根据病史及MRI影像学特征，怀疑PCNSL时即可考虑立体定向活检。近期用过糖皮质激素患者，至少需停药一周或影像学随访提示肿瘤有进展时再考虑活检。禁忌证：严重凝血功能障碍或其他不适合手术的情况。

器械选择：有框架立体定向仍是同类设备中的"金标准"；受目前配准技术限制，无框架立体定向（神经导航、机器人）在定位精度和可靠性方面，与之仍有差距。长径在10mm以下的病灶，推荐有框架立体定向活检；较大病灶则二者均可。

影像准备：采用有框架立体定向活检，需提前行MRI T1增强导航序列（连续薄层 层厚<3mm）扫描，准备术中与CT图像融合或手术当日安装框架后行MRI T1增强定位扫描；采用无框架立体定向（导航、机器人）活检，可直接用MRI T1增强的导航序列或CT增强导航序列。

术中注意事项：应用立体定向手术计划系统或神经导航软件行多模态图像融合和三维重建，可视化条件下选择靶点和设计穿刺路径。在路径剖视图模式下进行靶点坐标微调，使路径符合病灶长轴并避开功能区及脑沟内的血管。以靶点为参照在手术路径上设置取材作业点。推荐用外径2.5mm侧方开口长度为

10mm的立体定向活检针。第一作业点距离病灶表面7mm深处，穿刺到位后，将侧方开口转向四个不同方向分别取材，并根据需要向更深处按每10mm设置一个取材作业点以减少遗漏和足够标本量。术前状况较差的病人，在完成标本取材后，可术中给予激素治疗。

术中出血的处理：取材完成后，旋开侧方开口，留针15分钟压迫止血并观察出血情况。遇有活动性出血，可耐心压迫，及时清除内芯溢出的积血，必要时予0.2~0.4ml去甲肾上腺素/生理盐水反复冲洗或换用2.0穿刺针，向取材处填塞明胶海绵细条。

近年来，多项研究表明在心脏、骨科、妇产科及神经外科等手术中，使用抗纤溶药氨甲环酸（tranexamic acid，TXA）可减少围术期出血。2015年Mebel等报告529例复杂颅底手术患者的回顾性研究，发现TXA是围术期出血的独立保护性因素，且无明显增加癫痫或血栓并发症的风险。常见给药方式包括：静注、口服及局部使用。一项Meta分析提示：急性出血后3小时内，越早给予TXA，越有助于提高生存率，且每延误15分钟，生存率递减10%。预防性使用氨甲环酸并适度控制性降压可能有助于控制活检术中的活动性出血。

PCNSL起病后进展较快，常有占位效应。肿瘤切除程度是否为改善患者预后的独立相关因素，缺乏足够的证据。2019年Collin M等回顾了过去50年1291篇相关文献，纳入数据分析的24篇文章中，未能显示肿瘤减灭比活检更有益的15篇多为小样本的较早期研究；显示获益的9篇多为较大的近期研究。虽然PCNSL为弥漫性病变，但手术切除可有效减少肿瘤负荷（耐药肿瘤细胞群），减少糖皮质激素用量，而技术提升减少了手术并发症对预后统计的不利影响。受限于病例选择和技术差异，不同研究对手术切除能否改善PFS和OS的结论常不一致。相信随手术技术和设备进步，肿瘤切除对PCNSL预后影响的争议仍将持续。对有占位效应的肿瘤，如位置表浅并位于非功能区，开颅手术既可明确病理诊断，又缓解颅内高压、为后续治疗争取时间，有其充分的合理性，但需强调最大限度安全切除原则。若肿瘤占位效应明显，甚至出现急性脑疝进行减压手术是有必要的。

总之，在严格控制手术创伤对神经功能影响前提下，无论开颅或基于穿刺的局部治疗均需拓展思路，进一步开展前瞻性研究以阐明手术治疗在现代PCNSL治疗中的作用。

第三节 内科治疗

1 类固醇激素治疗

PCNSL对类固醇激素非常敏感，可在应用激素后数小时至数天内导致细胞溶解和肿瘤缩小，这种效果与地塞米松减轻肿瘤相关的血管源性水肿不同。但瘤体减少是暂时的，在几个月后或停药后很快复发。至少60%PCNSL病人对地塞米松部分或完全有效。需要注意的是，为避免类固醇激素导致淋巴瘤凋亡影响活检结果，在活检前尽量避免使用激素；活检病理确诊后，为减轻神经系统症状，可使用激素。

2 化学治疗

2.1 初治患者

2.1.1 诱导治疗

（1）可耐受强化疗的患者，大剂量甲氨蝶呤（HD-MTX）是治疗基石，通常甲氨蝶呤剂量应≥3.5g/m²。在此基础上与其他化疗药物整合应用可进一步提高疗效，包括阿糖胞苷、甲基苄肼、塞替派等。IELSG20研究证实在小于75岁的PCNSL患者中，HD-MTX与阿糖胞苷整合比HD-MTX单药可显著提高PCNSL的治疗有效率及总生存。随后IELSG32研究结果显示MATRix（大剂量甲氨蝶呤、阿糖胞苷、利妥昔单抗、塞替派相整合）较MA可进一步提高疗效。关于是否与利妥昔单抗整合存在争议，原因在于理论上利妥昔单抗是大分子药物，不能透过血脑屏障。虽然多数回顾性研究显示加入利妥昔单抗可进一步提高疗效，但两项随机对照研究并未显示加入利妥昔单抗在生存上获益。不适合或不耐受大剂量甲氨蝶呤的患者可选择其他系统性化疗方案。

（2）无法耐受全身化疗的患者，可选择全脑放疗（WBRT）。脑脊液腰穿检查或脊髓MRI检查阳性的患者可鞘注化疗药物或脊髓局部放疗。

2.1.2 巩固治疗

诱导后根据治疗反应及对不同治疗方式的耐受情况选择后续巩固治疗。巩固治疗方式包括自体造血干细胞移植支持的大剂量化疗（ASCT）、全脑放疗（WBRT）、大剂量阿糖胞苷±依托泊苷方案化疗、大剂量甲氨蝶呤为基础的整合化疗。由于缺乏高质量证据，上述四类巩固治疗方法哪一种疗效更优尚不清楚。评估患者对不同巩固治疗方式的耐受性是治疗决策重要依据之一。

（1）诱导治疗获得CR或CRu的患者巩固治疗可选择以下方案。

Ⅰ和Ⅱ：大剂量化疗（卡莫司汀/塞替派或塞替

派/白舒非/环磷酰胺）整合自体造血干细胞移植（AS-CT）或低剂量全脑放疗（WBRT）。

IELSG32研究入组18~70岁新诊断PCNSL，诱导化疗后CR/PR/SD的患者二次随机分配至ASCT组和WBRT组，两组均表现出良好的疾病控制，ASCT组血液学毒性显著，4级中性粒细胞减少达88%，4级血小板减少达90%，因感染导致的死亡率为3%，而WBRT组的远期神经毒性更明显。法国ANOCEF-GOELAMSⅡ期研究入组的是18~60岁的PCNSL患者随机分为WBRT（40Gy）组和ASCT组，结果也显示WBRT作为巩固治疗比ASCT出现明显的认知功能障碍，接受WBRT的患者一半以上认知功能下降，而ASCT组所有患者均出现4级血细胞减少，ASCT组治疗毒性相关死亡率为11%，死亡的主要原因为感染。其他常见ASCT相关3级及以上非血液学毒性包括口腔或胃肠道黏膜炎（77%）、电解质紊乱（16%）和神经精神紊乱（16%）。体部淋巴瘤ASCT常用的预处理BEAM方案在PCNSL中疗效并不理想。Abrey LE等对诱导治疗缓解的患者进行BEAM序贯自体造血干细胞移植，移植患者EFS仅9.3月。因塞替派良好的血脑屏障穿透能力，含塞替派的预处理方案显示更好疗效。一项单中心、Ⅱ期研究，采用含塞替派方案作为预处理序贯ASCT，移植患者2年PFS和OS达到81%。另一项来自德国多中心单臂研究，MATRix方案诱导治疗后，利妥昔单抗、卡莫司汀及塞替派组成的预处理方案序贯ASCT，3年PFS和OS分别达到67%和81%。

值得注意的是，由于上述ASCT作为PCNSL巩固治疗即使在小于60/70岁的非老年人，治疗毒性相关死亡率也达3%~11%，非血液学毒性如严重口腔或胃肠道黏膜炎常见，因此，即使一般状况好的非老年PCNSL新诊断患者也需谨慎选择ASCT治疗，需严格评估患者对治疗毒性的耐受性。而WBRT作为巩固治疗由于上述明显的神经毒性，导致患者认知功能下降，尤其在大于60岁的老年患者，全剂量放疗（40~45Gy/1.8~2Gy）可导致迟发性进行性认知功能障碍、共济失调和尿失禁，发生率可高达80%，且老年人比年轻成人发生更早和更严重，最终卧床不起或发展为严重痴呆，因此，WBRT在60岁以上者应尽量避免或推迟应用。

Ⅲ：大剂量阿糖胞苷联合或不联合依托泊苷。

该方案尤其适用于诱导治疗后有残留的患者。Alliance 50202研究在HD-MTX+利妥昔单抗+替莫唑胺诱导治疗缓解后，序贯阿糖胞苷整合依托泊苷及ASCT，4年总生存达65%。

Ⅳ：每月一次大剂量甲氨蝶呤为基础的方案巩固治疗1年。

前期以大剂量甲氨蝶呤为基础的方案诱导治疗达CR或CRu后，转为每月一次大剂量甲氨蝶呤为基础的方案巩固治疗。该方案对70岁以上老年患者也有效。

（2）诱导治疗后仍有残留病灶的患者巩固治疗有：

Ⅰ：WBRT，由于前述WBRT的神经毒性，建议用于无法耐受化疗的患者。

Ⅱ：大剂量阿糖胞苷联合或不联合依托泊苷。

Ⅲ：最佳支持治疗，仅适用于无法进行化疗和放疗的患者。

2.1.3 维持治疗

诱导治疗后是否需要维持治疗，缺乏随机对照研究。在不能耐受WBRT或ASCT进行巩固治疗的老年人中开展包括替莫唑胺、来那度胺等药物维持治疗值得进一步探索。

2.2 复发/难治患者

复发难治患者根据初始治疗方案及复发时间决定治疗选择，目前尚无标准治疗，推荐患者参加合适的新药临床试验。初始WBRT治疗后复发的患者，考虑化疗、局部放疗或姑息/最佳支持治疗。初始治疗为大剂量MTX且未接受WBRT，1年后复发的患者，仍可选择大剂量MTX化疗；如1年内复发或对初始治疗反应不佳应转换WBRT或其他二线方案。初始治疗采用大剂量化疗序贯造血干细胞移植，1年后复发患者可选择二线方案；1年内复发可选择WBRT或姑息/支持治疗。ASCT适用于复发/难治患者再诱导化疗复发肿瘤全消（CR）者，但在WBRT治疗后复发的患者，接受ASCT治疗时应充分考虑神经毒性高风险。如初治时进行了ASCT治疗，肿瘤反应不佳或疗效持续期小于1年，则复发时不建议再次ASCT。

3 靶向治疗

目前，使用于PCNSL的靶向药物包括：利妥昔单抗、布鲁顿酪氨酸激酶（BTK）抑制剂及免疫调节剂（iMID），常用方案如下：

初治：利妥昔单抗联合化疗（HD-MTX/HD-Ara-c、替莫唑胺等）

复发难治：利妥昔单抗联合化疗（HD-MTX/HD-Ara-c、TMZ、TEDDi等）

利妥昔单抗联合HD-MTX及BTKi（伊布替尼/泽布替尼/奥布替尼）

利妥昔单抗联合TEDDi及伊布替尼

利妥昔单抗联合BTKi（伊布替尼/泽布替尼/奥布替尼）

BTKi单药（伊布替尼/泽布替尼/奥布替尼）

来那度胺联合利妥昔单抗

泊马度胺

利妥昔单抗的中枢神经系统渗透很低，仅达到血清水平的0.1%~4.4%，但单组试验已证明了375~500mg/m² 作为诱导或挽救性化疗的有效性。利妥昔单抗单药治疗复发的 PCNSL 患者中可观察到影像学缓解。在 HD-MTX/ HD-Ara-c 中加入利妥昔单抗可改善 PCNSL 患者 ORR （73% vs. 53%）和中位无进展生存期（20个月 vs. 6个月）。HD-MTX 联合利妥昔单抗、替莫唑胺的前瞻性研究中，同样显示较好的疗效。但由于针对利妥昔单抗的前瞻性随机对照研究的结果均为阴性，故是否将利妥昔单抗常规纳入 PCNSL 标准治疗方案中，仍有争议。临床队列研究证实，在复发/难治 PCNSL 中，BCR 信号轴的 MYD88、CD79B 为高频突变，BCR 信号通路的激活与 MYD88、CD79B 突变相关。伊布替尼是一种布鲁顿酪氨酸激酶（Bruton's tyrosine kinase，BTK）抑制剂，作为单一疗法，在复发 PCNSL 中具有活性，ORR 为59%，中位 PFS 为3.3~4.8个月，中位 OS 19.2个月。伊布替尼与大剂量甲氨蝶呤及利妥昔单抗联合能够提高 CR 率，伊布替尼联合剂量调整的 TEDDi-R（替莫唑胺、依托泊苷、脂质体阿霉素、地塞米松和利妥昔单抗）也已被证明具有良好的活性（ORR 达93%），但要注意的是患者脑和/或肺内侵袭性曲霉菌病发生率明显升高。此外，我国自主研发的泽布替尼及奥布替尼在 PCNSL 中也有临床研究正在进行。免疫调节剂不仅抑制 NF-κB 通路活性，且能抑制 PI3K/AKT 通路活性。由于来那度胺可穿透脑脊液，几项研究数据显示来那度胺±利妥昔单抗治疗复发 PCNSL ORR 57%~68%，中位 PFS 3.9~6.0 个月。来那度胺单药维持治疗（5~10mg）在 70 岁以上老年新诊断 PCNSL 的小样本研究中也初步显示疗效。单药泊马度胺治疗复发/难治性 PCNSL 的 Ⅰ/Ⅱ 期试验显示，在最大耐受剂量时其 ORR 为 50%。

4 免疫治疗

4.1 免疫检查点抑制剂

PD1/PDL1 抑制剂用于 PCNSL 目前尚无前瞻性研究证据，仅限于一些小系列临床研究及案例报道。

近几年发现 PCNSL 的瘤细胞中 9p24.1/PD-L1/PD-L2 基因存在高频突变导致 PD-L1 表达明显增高，为 PD1/PDL1 抑制剂用于 PCNSL 提供理论依据。最早 2017 年 Nayak L 等回顾性地报道了 5 例 r/r PCNSL 患者应用纳武单抗后 4 例获得 CR，1 例获得 PR。由此启动了纳武单抗用于 r/r PCNSL 的 Ⅱ 期临床研究（NCT02857426），计划招募 65 例患者。另外一项 Ⅱ 期临床研究是关于帕博利珠单抗单药治疗（NCT02779101），计划招募 21 例 r/r PCNSL 患者。目前以上两项临床研究尚未获得结果。

4.2 嵌合抗原受体T细胞免疫疗法（CAR-T）

FDA目前批准CD19靶向的CAR-T细胞治疗用于系统性DLBCL伴有中枢侵犯，但不能用于PCNSL。CAR-T治疗用于初治或难治复发的PCNSL目前无明确证据，仅限个案报道。在有关CAR-T治疗B细胞淋巴瘤的临床试验中，伴有中枢神经系统侵犯或PCNSL患者常被排除在外不能入组。

有明确证据表明CAR-T细胞可穿透血脑屏障在脑脊液中被检测到，并且产生抗瘤作用。目前正在进行的CD19靶向的CAR-T细胞治疗PCNSL或SCNSL共有三项临床试验，均尚未结束。①NCT02631044 Ⅰ期临床试验针对继发中枢侵犯的DLBCL患者，从已入组的病例看并未出现明显的中枢神经系统毒性或细胞因子综合征。②NCT04134117回顾性研究，入组8例SCNSL。无患者出现需要治疗的毒性。CAR-T输注后28天评价2例CR，2例PR，4例PD。90天评价仍有3名患者疗效维持。③NCT02153580 Ⅰ期临床，入组3例PCNSL及4例SCNSL。无危及生命的毒性反应。由于轻度的神经毒性，2名患者使用了托珠单抗，3名患者使用了糖皮质激素。4名患者治疗有效（1CR，3PR）。另有一项来自中国的报道，1名PCNSL和4名SCNSL患者接受靶向CD22的CAR-T细胞治疗，60天评价全部有效（2CR），中位 PFS 3 个月，中度和重度神经毒性各一例，使用了糖皮质激素和血浆置换治疗。

5 常用内科治疗方案

5.1 初治方案

（1）大剂量甲氨蝶呤±利妥昔单抗

甲氨蝶呤 $3.0{\sim}8.0g/m^2$，d1 civ4h；

利妥昔单抗 $375mg/m^2$，d0；

每 14 天重复。

（2）MA±R

甲氨蝶呤 $3.5g/m^2$，d1；

阿糖胞苷 $2.0g/m^2$，q12h，d2、d3；

利妥昔单抗 $375mg/m^2$，d0；

每 21 天重复。

（3）MATRix 方案

R-MA 基础上增加塞替派 $30mg/m^2$，d4；

每 21 天重复。

（4）R-MPV 方案

利妥昔单抗 $500mg/m^2$，d1；

甲氨蝶呤 $3.5g/m^2$，d2；

长春新碱 $1.4mg/m^2$ d2；

丙卡巴肼 $100mg/m^2$，d2~8，奇数疗程给药；

每 14 天重复。

（5）MT±R

甲氨蝶呤 3.5g/m² ，d1；

替莫唑胺 150mg/m² d1~5；

利妥昔单抗 375mg/m²，d0；

每 21 天重复。

（6）EA 方案

依托泊苷 40mg/kg 连续输注 96h；

阿糖胞苷 2.0g/m² q12h，大于 2 小时输注，d1~4；

序贯自体造血干细胞移植支持；

每 28 天重复。

（7）含塞替派的预处理方案

BCNU+TT 方案：卡莫司汀 400mg/m² d6；塞替派
5mg/kg q12h d5，d4；

TBC 方案：塞替派 250mg/m² d9，d8，d7；白消
安 3.2mg/kg d6，d5，d4；环磷酰胺 60mg/kg d3，d2。

（8）维持治疗方案

替莫唑胺 150mg/m² d1~5，每 28 天重复；

或来那度胺 5~10mg d1~14，每 21 天重复。

5.2 复发难治方案

（1）来那度胺+利妥昔单抗方案

利妥昔单抗 375mg/m²，d1；

来那度胺 第 1 周期 20mg，d1~21，后续 25mg

d1~21；

每28天重复。

（2）伊布替尼：560mg qd po。

（3）TEDDi-R方案

替莫唑胺 100mg/m²，d2~4；

依托泊苷 50mg/m²，d2~5；

脂质体多柔比星 50mg/m²，d2；

地塞米松 10mg/m²，d1~5；

伊布替尼 560mg/d；

利妥昔单抗 375mg/m²，d1~2；

每21天为1疗程。

（4）阿糖胞苷+依托泊苷

阿糖胞苷 2g/（m².d），3小时输注，d2~5；

阿糖胞苷 50mg/m²，12小时输注，d1~5；

依托泊苷 200mg/m²，2小时输注，d2~5；

每28天重复。

（5）阿糖胞苷+塞替派

阿糖胞苷 3g/m²，d1~2；

塞替派 40mg/m²，d2；

每21天重复。

第四节　放疗

1　单纯放疗

放疗是 PCNSL 的有效治疗手段，单纯放疗和单纯手术比较，改善了生存率。PCNSL 对放疗高度敏感，近期有效率超过 90%，但中位生存期仅 12~18 个月，5 年生存率仅 18%~35%。虽然大部分 PCNSL 患者接受放疗后能取得完全或部分缓解，但主要复发部位仍为颅内。单纯放疗后 80% 的患者在 10~14 个月内复发，复发后预后差。PCNSL 往往呈弥漫浸润性生长，在远离影像学显示病灶的部位也可出现明显颅内受侵，放疗的标准方案是全脑放疗加局部补量，但最佳全脑放疗和局部补量的剂量尚不明确。如果放疗作为单一治疗方案，需要剂量更高。对不适合化疗的患者，放疗方案是全脑放疗 24~36Gy 后，局部补量至 45~50Gy；多推荐常规分割照射，每次剂量 1.5~2Gy。如 CSF 检查发现肿瘤细胞、MRI 显示椎管内播散或脑脊膜有明确受侵，全脑全脊髓照射也是一种治疗选择，若 CSF 未发现肿瘤细胞、MRI 未见椎管内播散和脑脊膜受侵时，不做全脊髓预防照射，后者未提高 PCNSL 的生存率。

2 巩固放疗

放疗与大剂量MTX的整合治疗模式仍不明确，既往观点认为全脑放疗45Gy能降低化疗后复发或进展的风险，但会产生严重的神经不良反应，尤其60岁以上患者显著。根据目前整合治疗趋势，化疗后CR者可以选择观察，推迟放疗，也可以采用减低剂量的全脑放疗23.4Gy，既提高疗效，又减少严重迟发型神经毒性反应的发生；化疗后未达CR者：全脑放疗30~36Gy，局部推量至45~50Gy。但最佳全脑放疗和局部补量的剂量尚不明确。

3 放疗范围及剂量

3.1 放疗范围

PCNSL多为弥漫性病变，常侵犯脑、脊髓、颅神经、脑脊膜及眼内。PCNSL复发时常远离原发肿瘤部位，故多数学者主张全脑照射。视神经和视网膜被视为中枢神经系统的一部分，所以即使没有眼眶受累证据，建议治疗前完善眼科检查（包括裂隙灯检查），由于眼部常常单独出现复发灶，患者未来可能需要接受眼眶照射，因此推荐将全脑放疗照射野的中心点前置。如果化疗前眼部已受累，全脑放疗可包括整个眼眶，放疗剂量30~36Gy。治疗前，建议腰穿脑脊液检查有无肿瘤脱落细胞和做全脊髓增强MRI，帮助明确肿瘤是否沿脑脊液播散，如果存在脑脊液播散，应进行系统治疗±椎管内化疗，全脊柱轴照射是治疗选择之一。

3.2 放疗射野

CTV：全脑包括第一或第二颈椎和眼后壁，应前置中心点使其将骨眦等分，也可按照中心点在晶体后5mm的标准设置PTV前界；如果眼部最初即受累，全脑照射可包括受累眼框。PTV：CTV外扩0.3~0.5cm。

3.3 放疗剂量

化疗后MRI显示CR的巩固性全脑放疗剂量：23.4Gy，单次1.8Gy

化疗后MRI未达CR的治疗性全脑放疗剂量：30~36Gy，局部补量至45~50Gy，单次1.5~2.0Gy

无法接受化疗患者，先以全脑放疗，剂量：24~36Gy，局部补量至45~50Gy，单次1.5~2.0Gy

姑息性全脑放疗剂量：30~36Gy，分10~15次照射。

第五节 中医治疗

1 病因病机

中医学认为"PCNSL"的病因尚未完全明确，但可将其与六淫毒邪、七情内伤、饮食失调、宿有旧疾、年老体衰等因素密切相关。其病理属性多为本虚标实，因虚而致实，素体全身属性总属于虚，局部瘤体相关部位总属于实，在疾病初期多以气滞、血瘀、痰湿、热毒等实证为主，而素体正虚不显，在疾病中后期，由于实质的瘤体存在日久，耗伤机体的气血津液，导致素体出现气血亏虚、阴阳两虚之表现，病情由邪盛向正虚之转变，错综复杂，病势日渐深重。

2 辨证分型

2.1 证候要素

2.2.1 血瘀证

主症：头部刺痛固定，肌肤甲错。

兼症：痛有定处拒按，肢体麻木，络脉瘀血，皮下瘀斑，局部感觉异常。

主舌：舌紫暗有瘀斑或瘀点。

主脉：脉涩。

2.2.2 痰湿证

主症：头部胀痛如裹，恶心呕吐。

兼症：胀闷疼痛，健忘纳呆，体胖便溏，痰多白黏，面色少华。

主舌：舌淡苔白腻。

主脉：脉滑或濡。

2.2.3 风毒证

主症：头部疼痛眩晕，视物不清。

兼症：耳鸣目眩，面红目赤，抽搐震颤，口苦咽干，大便干结。

主舌：舌红或红绛，苔黄。

主脉：脉弦。

2.2.4 气虚证

主症：头部空痛，神疲乏力。

兼症：心悸气短，自汗，语音低微，失眠多梦，手足颤动无力。

主舌：舌淡胖。

主脉：脉虚。

2.2.5 血虚证

主症：头部空痛眩晕，面色无华。

兼症：心悸怔忡，爪甲色淡，失眠健忘，小便短少，手足蠕动。

主舌：舌淡。

主脉：脉细。

2.2.6 阴虚证

主症：头部眩晕疼痛，五心烦热。

兼症：心烦易怒，午后颧红，低热盗汗，腰膝酸软，手足震颤。

主舌：舌红少苔。

主脉：脉细数。

2.2 辨证分型方法

（1）符合2个主症，及主舌与主脉者，可辨为本证。

（2）符合2个主症，符合主舌或主脉，亦可见任何1个兼症者，可辨为本证。

（3）符合1个主症，符合主舌和（或）主脉，亦可见任何2个及2个以上兼症者，可辨为本证。

3 治疗

3.1 辨证汤药

3.3.1 内科治疗阶段

（1）痰瘀阻窍

证机概要：痰瘀互结，蔽阻清窍。

治法：燥湿化痰，祛瘀通窍。

代表方：通窍活血汤（出自《医林改错》）合半夏厚朴汤（出自《金匮要略》）加减。

（2）风毒上扰

证机概要：阳亢化风，热度内炽，上扰清窍。

治法：平肝潜阳，清热解毒。

代表方：黄连解毒汤（出自《肘后备急方》）合天麻钩藤饮（出自《中医内科杂病证治新义》）加减。

（3）阴虚风动

证机概要：肝肾阴亏，虚风内动。

治法：滋阴潜阳息风。

代表方：大定风珠（出自《温病条辨》）加减。

（4）气血亏虚

证机概要：病邪日久，耗伤气血。

治法：补气养血。

代表方：十全大补汤（出自《太平惠民和剂局方》）加减，或当归补血汤（出自《内外伤辨惑论》）加减。

（5）脾胃不和

证机概要：久病体虚，脾胃虚弱。

治法：健脾和胃，降逆止呕。

代表方：旋覆代赭汤（出自《伤寒论》）加减，或橘皮竹茹汤（出自《金匮要略》）加减。

（6）肝肾阴虚

证机概要：热邪耗伤，损及肝肾。

治法：滋补肝肾。

代表方：六味地黄丸（出自《小儿药证直诀》）加减。

（7）阴虚火旺

证机概要：热病日久，耗伤阴液。

治法：滋阴降火。

代表方：知柏地黄丸（出自《医宗金鉴》）加减。

（8）脾胃不和（具体如上）。

（9）气血亏虚（具体如上）。

3.3.2 放疗阶段

（1）热毒内蕴

证机概要：热盛动血，热瘀互结，神明错乱。

治法：清热解毒，凉血醒神。

代表方：五味消毒饮（出自《医宗金鉴》）合桃红四物汤（出自《医宗金鉴》）加减。

（2）痰瘀互结

证机概要：气机不畅，脾失健运，痰瘀交阻。

治法：活血化瘀，健脾化痰。

代表方：血府逐瘀汤（出自《医林改错》）合瓜蒌薤白半夏汤（出自《金匮要略》）加减。

（3）气阴亏耗

证机概要：热毒日久，伤阴耗气。

治法：益气养阴。

代表方：保真汤（出自《劳证十药神书》）加减。

3.3.3 中医治疗阶段

（1）髓海不足

证机概要：肾精亏虚，髓海失养。

治法：补肾益精，填髓养神。

代表方：七福饮（出自《景岳全书》）加减。

（2）痰瘀互结（具体如上）。

（3）气血亏虚（具体如上）。

3.2 中医外治法

3.2.1 中药外敷疗法

组成：生大黄、厚朴、冰片等。

将上述中药打粉，加入温水调和成糊状，贴敷于神阙穴，每日贴敷1次，每次持续时间8小时。

3.2.2 针刺疗法

采用平补平泻手法，留针30分钟，每间隔10分钟行针1次，日1次，每个疗程为7天。

3.3.3 灸法（升白灸）

组成：干姜、附子、当归、锁阳、老鹳草、三七粉、炙甘草等。

患者取俯卧位，以2号罐为标准，进行快速走罐，以督脉与双侧膀胱经为主，将配置好的外敷药均匀置于其上，将艾灸柱点燃后至于"督脉灸盒"内，其温度以病人自觉有温热感为宜，操作时间在30分钟左右，隔日1次，共需进行5~7次治疗。

3.3.4 推拿

以神阙穴为中心原点，由上至下依次按照顺时针方向推拿上述诸穴，推拿手法首先以掌根揉法进行3周的治疗，再以拇指点揉法进行上述诸穴的重点揉按，最后以摸法进行3周的整复治疗，每次治疗时间为20分钟左右，日1次，每个疗程为7天。

3.3.5 中药保留灌肠法

处方：大承气汤加减。若腹痛重者，加乌药；若腹胀重者，加莱菔子；若呕吐重者，加芦根。

将上述中药加水煎煮去渣取液150mL，温度维持在39~41℃，保留灌肠维持时间为30~60分钟，日1次，每个疗程为7天。

3.3.6 中药熏洗治疗

（1）风热型 薄荷、荆芥、防风、金银花、黄芩等。

（2）湿热型 龙胆、黄芩、栀子、泽泻、木通、车前子等。

（3）阴虚型 水牛角、生地、白芍等。

（4）血虚型 生地、熟地、当归、黄芪等。

将上述中药加水煎煮去渣取液500mL，温度维持在35~38℃，将患处局部浸泡于煎煮药液之中，或将纱布完全浸润药液后贴敷于皮疹局部，中药熏洗维持时间为30分钟，日1次，每个疗程为7天。

3.3.7 刮痧疗法

先以轻、慢手法为主，待患者适应后，手法逐渐加重、加快，以患者能耐受为度。宜单向、循经络刮拭，遇痛点、穴位时重点刮拭，以出痧为度，刮痧后嘱患者饮用温开水，每周 1 次，共需进行 3~5 次治疗。

3.3.8 放血疗法

以三棱针点刺上述诸穴，通过挤压是其出血，出血量因人而异，一般维持在每个穴位 0.5mL 左右，每周 1 次，每个疗程为 3~5 次。

4 中医养生及调护

中医养生是指通过各种方法颐养生命、增强体质、预防疾病，从而达到延年益寿的一种医事活动。主要有预防观（未病先防、未老先养）、整体观（天人相应、形神兼具）、平衡观（调整阴阳、补偏救弊）、辩证观（动静有常、和谐适度）。

第六节 PCNSL 治疗反应评估

国际 PCNSL 协作组 2005 年结合 MRI、眼科检查、脑脊液分析和类固醇剂量制定治疗反应评估。

表 4-5-1 PCNSL 治疗反应评估

疗效	脑影像检查	类固醇剂量	眼科检查	脑脊液细胞学
完全缓解	增强检查无病灶	无	正常	阴性
未确认完全缓解	增强检查无病灶	任何	正常	阴性
	轻微异常	任何	轻微 RPE（视网膜色素上皮）异常	阴性

疗效	脑影像检查	类固醇剂量	眼科检查	脑脊液细胞学
部分缓解	增强检查显示肿瘤减少50%	无关	轻微 PRE 异常或正常	阴性
	增强检查无病灶	无关	玻璃体细胞或视网膜浸润减少	持续或可疑
疾病进展	病灶增加超过25%	无关	复发或新发眼部疾病	复发或阳性
	出现 CNS 或全身任何新病灶			
疾病稳定	介于部分缓解和疾病进展之间			

无证据表明 FDG-PET 可用于评估原发 CNS 淋巴瘤的治疗效果。

1 完全缓解（CR）

需要符合以下所有内容。

（1）脑影像检查，所有增强异常病灶完全消失。

（2）无活动性眼部淋巴瘤证据。定义为玻璃体内无细胞且任何先前记录的视网膜或视神经浸润消退。在先前的视网膜或视神经浸润的情况下，视网膜色素上皮的慢性变化并不排除 CR 的定义。所有在基线评估时眼睛受累的患者都应进行详细的随访评估，包括散瞳眼底检查和眼睛后极的彩色照片。对基线时无眼部淋巴瘤证据且治疗期间未发生眼部症状患者，不需重复眼科评估。

（3）脑脊液细胞学阴性。鉴于从脑室系统获得的细胞学标本与腰椎穿刺所获得的细胞学标本之间报告的差异，建议在有Ommaya管患者，Ommaya管和腰穿获得的脑脊液均确认细胞学阴性。基线时无CSF异常的患者，不需重复进行CSF评估，前提是未出现软脑膜播散症状。尽管基线CSF总蛋白可能具有重要预后作用，但治疗后CSF总蛋白的价值尚不清楚。

（4）在确定CR时，患者应停止使用所有皮质类固醇至少2周。对因其他诊断（例如，全垂体功能减退症）而接受皮质类固醇治疗的患者例外。

2 未确认CR（CRu）

除了以下特征/限制外，其他均符合CR标准。

（1）继续需要任何剂量的皮质类固醇治疗的患者都应视为未确认的CR。这至关重要，因为皮质类固醇在治疗隐匿性肿瘤时可能具有溶瘤作用。此外，皮质类固醇可能会降低MRI上的钆增强。

（2）部分患者在MRI上会出现与活检或局灶性出血相关的小而持续的增强异常。通常很难确定这是否代表肿瘤或疤痕组织的残留病灶。辅助放射学研究，如PET/CT扫描可能会有所帮助，但这些异常的性质通常只能通过连续扫描观察来确定。如异常的类型在未治疗和皮质类固醇的情况下随时间的推移无改变或消退缓慢，则将其归类为CR是合理的。

（3）在后续眼科检查中存在持续性轻微异常（玻璃体内持续存在非恶性细胞，与肿瘤浸润不一致的视网膜/视神经改变）的患者，如这些异常不太可能代表眼部淋巴瘤，则可考虑为CRu。

3 部分缓解（PR）

要求满足以下所有条件。

（1）脑影像检查，与基线影像相比，增强病变减少≥50%。

（2）皮质类固醇剂量与PR的确定无关。

（3）眼科检查应显示玻璃体细胞计数或视网膜/视神经细胞浸润减少，但显示仍有恶性或可疑细胞。应获得眼睛后极的彩色照片，以记录视网膜/视神经浸润的改善。

（4）原发脑病灶减少≥50%的患者，CSF细胞学检查可能为阴性或显示仍有恶性或可疑细胞。在原发性软脑膜淋巴瘤中，PR无法识别，因此所有患者都应归类为CR、CRu、疾病稳定或疾病进展。

（5）无新病灶。

4 疾病稳定（SD）

被定义为小于 PR 但不是疾病进展。

5 疾病进展（PD）

需要以下条件。

（1）脑影像检查，与基线或最佳反应相比，增强病灶增加 25% 以上。

（2）眼部疾病进展，表现为玻璃体细胞计数增加或视网膜或视神经浸润进展。

（3）在治疗期间或治疗结束时出现任何新的病变或疾病部位（眼部、软脑膜或全身）。

6 复发性疾病（仅适用于先前获得 CR、CRu 的患者）

需要满足条件：任何新病灶的出现。

—— 第六章 ——

康复预后

第一节　预后

恶性淋巴瘤的各个病理亚型间存在广泛异质性，在临床表现，分子生物学改变和临床治疗结果等多方面存在显著差异。PCNSL 是一种特殊的恶性淋巴瘤，预后较全身性 NHL 差。中位 PFS：12 个月，5 年生存率：29.9%，10 年生存率：22.2%。

1　全身恶性淋巴瘤的 IPI（国际预后指数）和 Ann Arbor 分期不适合 PCNSL 的评估

国际结外淋巴瘤研究组通过大样本 PCNSL 回顾性分析，提出了 5 个预后不良指标，得到广泛认可。

表 4-6-1　全身恶性淋巴瘤预后不良指标

项目		得分
1.年龄	>60 岁	1
2.PS 状态（ECOG 评分）	>1 分	1
3.乳酸脱氢酶（LDH 水平）	升高	1
4.CSF 蛋白浓度	升高	1
5.颅脑深部病变（脑室，周围基底节，脑干，小脑）	存在	1

0-1 分、2-3 分、4-5 分 2 年总生存率：80%；48%；15%。

美国 Memorial Sloan-liettering 癌症中心提出了根据患者年龄和 KPS 评分预测预后。该模型已被放疗研究组的前瞻性研究证实。

表 4-6-2　美国 Memorial Sloan-liettering 癌症中心预后预测模型

	年龄	KPS评分	中位生存期
1组：低危组	<50岁	≥70	8.5年
2组：中危组	≥50岁	≥70	3.2年
3组：高危组	≥50岁	<70	1.1年

对不同病人，疗法的不同预示预后存在差异。近年来随着 HIV 的流行和免疫抑制剂的应用，免疫功能不全的人群发生 PCNSL 增多，临床治疗策略上分为：免疫功能正常人群的 PCNSL 和免疫功能低下人群（HIV 感染者）的 PCNSL，治疗进行分层，免疫功能正常的 PCNSL 预后明显优于免疫功能低下的患者。前者中位 OS：17~45 个月，后者中位 OS：13.5 个月。

对年龄小，KPS 评分高，状态佳，能顺利完成整合治疗模式的患者预后佳，对年龄大，KPS 评分低，状态差的不适合高强度整合治疗的患者预后差。对预后良好的指标包括：①无免疫功能受损；②非脑膜或室周病变；③年龄<60岁；④单发的局限性病变。

对复发和难治病人，新药物、新治疗手段不断探索对改善 PCNSL 的预后带来曙光，但理想与现实总有差距。

2 整合治疗后引起的神经毒性会影响患者的预后和生活质量

大剂量的甲氨蝶呤（MTX）整合 WBRT 的主要并发症为神经毒性。一年累积发生率为5%~10%，5年为25%~35%。临床表现为：定向力、行为、记忆及精神性运动速度异常。相关发病因素有老年高龄；神经系统自身异常；遗传易感性及治疗本身的影响。神经毒性发生影响患者的生存质量，是一种重要的预后因素。

第二节 康复治疗

1 康复的定义

康复是指患者生理功能的恢复，心理状态的调整及社会活动能力的恢复。正确的诊断和规范的治疗是 PCNSL 患者康复的基础和保证，PCNSL 患者与其他颅内肿瘤患者不同，大多未行开颅手术切除，并且在给予系统治疗后，神经认知功能障碍、言语、肢体功能障碍多有所缓解，如恢复效果不佳或因放化整合治疗引起神经毒性反应导致认知功能障碍的患者均可参考脑卒中、创伤性脑损伤的康复治疗策略进行康复治疗。但在迈向健康的过程中心理、饮食和运动这三个方面不容忽视，共同协调、促进患者的康复。

2 康复的内容

2.1 调整心态，配合医生

在 PCNSL 治疗过程中，心理因素有不可取代作用。患者可能存在焦虑、抑郁。医生应指导患者合理应用暗示宣泄等应对技巧，以增加其对困扰的忍耐力，强调保持常态的重要性，帮助患者理性接受患病事实，减少错误想法。帮助其建立信心，意识自身价值，对家庭成员的重要性，以增强其抗病的信心。医护人员可以根据患者的需要，积极整合社会资源，给予患者专业和家庭支持，提供帮助，鼓励患者最大限度恢复社会活动能力。这样才能回归社会，达到心理康复。良好情绪可平衡和提高机体的免疫功能，教育患者保持良好的情绪状态，努力配合治疗，才会改善病情，提高治愈率和生活质量。

2.2 合理饮食

选择化疗的患者要根据不同副反应来确定饮食特点：有胃肠道反应者，饮食应清淡、易消化；发生便秘的患者宜选用含纤维素多的蔬菜、水果，如香蕉、芹菜等。在逐渐恢复消化功能后，应给予高蛋白、富含维生素、矿物质的营养饮食。良好生活习惯和环境、更换食谱、改变烹调方法，都可增进患者食欲。忌烟酒、少食兴奋性饮料、辛辣刺激和腌制食物，如咖啡、麻辣火锅、泡菜等。

2.3 积极锻炼

患者运动三原则：①根据患者年龄、病情和体质选择适宜的运动项目、运动强度和运动时间；②运动从小幅度、小运动量开始，循序渐进；③关键要持之以恒。选择适合的运动，如：散步、太极拳、跳舞、骑自行车等各种有氧运动为佳。健康生活方式是身体康复的基础，健康心态、规律作息、均衡营养、合理运动、戒烟戒酒才能保证全面康复。

第七章

随访

第一节　随访意义

治疗后的患者应定期随访，以了解患者生存状况，评估疾病状态，及早发现复发和转移；同时放化疗等治疗手段对身体的损伤能及时处理，把伤害降到最低点。

第二节　随访时间

①每三个月复查至两年；②每六个月复查至五年；③五年后每年1~2次随访；④每年的不确定性。

第三节　随访项目

（1）颅脑增强MRI；对增强MRI有禁忌者行颅脑增强CT，MRI平扫或颅脑PET-CT。

（2）若既往伴有脊柱病变，同时要查脊柱/脊椎影像学，及CSF标本检查（若临床症状提示）。

（3）若既往有眼部病变涉及，同时行眼科学检查，包括裂隙灯检查。

（4）若怀疑有全身症状，可行颈、胸、全腹及盆腔增强CT检查或PET-CT检查，也可包括：体检，超声及血常规，血生化检查。

（5）若伴有神经毒性表现，可行智能评估，如MMSE（mimi-mentul state examination），对老年人经治疗后出现认识障碍，反应迟钝，可考虑此评估。

表 4-7-1　PCNSL 诊疗流程

结合临床表现并完善影像学检查	
推荐	建议
颅脑增强MRI	DWI MRS PWI 颅脑CT PET-CT

组织学诊断及外科治疗	
推荐	建议
以最小的创伤方式进行活检 玻璃体切除或抽吸活检（如果怀疑眼淋巴瘤） 安全前提下腰穿脑脊液检查（常规、生化、细胞学检查） 肿瘤占位效应明显，甚至出现急性脑疝进行减压手术 *未明确诊断之前尽量避免激素的应用	有占位效应的肿瘤，如位置表浅并位于非功能区，考虑手术切除

病理诊断		
	推荐	建议
免疫组织化学染色	CD19，CD20，CD22，CD79a，PAX5，CD10，MUM1,BCL6	
FISH方法		BCL2,BCL6,MYC
基因检测		MYD88，CD79B，ETV6,PIM1,CDKN2
原位杂交	EBER	

疾病评估	
推荐	建议
全面的眼科检查，包括眼底检查和裂隙灯检查	骨髓活检和抽吸
实验室评估 血常规、血生化（包括LDH和肌酐清除率） 相关病毒感染检查（HIV/HCV/HBV/EBV）	睾丸彩超（60岁以上）
全身PET/CT 颈胸腹盆腔CT（平扫+增强）	颈胸腹盆腔CT（平扫+增强）
脊髓MRI（尤其有症状或脑脊液异常）	心电图、心脏彩超（老年患者或有基础心脏病患者）
根据临床情况开始使用类固醇激素	
进行MDT讨论	

一线治疗			
分层	治疗阶段	推荐	建议
身体一般状态良好,能够耐受全身治疗	诱导缓解	含大剂量 MTX 的全身化疗	对于存在脊髓病变或脑脊液阳性发现的患者,可在系统治疗基础上联合鞘内注射中医辅助治疗参加临床研究
	巩固治疗	获得缓解患者含塞替派预处理方案,自体造血干细胞移植减低剂量全脑放疗大剂量阿糖胞苷±依托泊苷,序贯自体造血干细胞移植继续以大剂量甲氨蝶呤为基础的方案治疗	中医辅助治疗
	维持治疗		低剂量来那度胺替莫唑胺中医辅助治疗
身体状态差,无法耐受全身化疗	诱导缓解	全脑放疗	中医辅助治疗
	维持治疗		来那度胺,替莫唑胺中医辅助治疗

↓

随访观察	
推荐	建议
颅脑增强MRI：①每三个月复查至两年；②每六个月复查至五年；③五年后每年1~2次随访；④每年的不确定性	对增强MRI有禁忌者：颅脑增强CT，MRI平扫或颅脑PET-CT
若既往伴有脊柱病变，同时要查脊柱/脊椎影像学，及CSF标本检查（若临床症状提示）	若怀疑有全身症状，可行颈、胸、全腹及盆腔增强CT检查或PET-CT检查
若既往有眼部病变涉及，同时行眼科学检查，包括裂隙灯检查	若伴有神经毒性表现，可行智能评估。如MMSE（mimi-mentul state examination），对于老年人经过治疗后出现认识障碍，反应迟钝，可考虑此评估

挽救治疗			
分层1	分层2	推荐	建议
既往接受全脑放疗		临床试验 全身化疗±自体造血干细胞移植 姑息治疗	BTK抑制剂±化疗 局部放疗 中医辅助治疗
既往接受大剂量MTX全身化疗，无放疗史	缓解时间≥12个月	临床试验 其他方案化疗±自体造血干细胞移植 重复大剂量MTX方案化疗 姑息治疗	BTK抑制剂±化疗 全脑放疗 中医辅助治疗
	缓解时间<12个月	临床试验 全脑或局部放疗±其他方案化疗 其他方案化疗±自体造血干细胞移植 姑息治疗	BTK抑制剂±化疗 中医辅助治疗

[1] FARRALL A L, SMITH J R. Changing Incidence and Survival of Primary Central Nervous System Lymphoma in Australia: A 33-Year National Population-Based Study [J]. Cancers (Basel), 2021, 13 (3): 403.

[2] ZHANG Y, ZHOU D B. Primary central nervous system lymphoma: status and advances in diagnosis, molecular pathogenesis, and treatment [J]. Chin Med J (Engl), 2020, 133 (12): 1462-9.

[3] HOANG-XUAN K, BESSELL E, BROMBERG J, et al. Diagnosis and treatment of primary CNS lymphoma in immunocompetent patients: guidelines from the European Association for Neuro-Oncology [J]. Lancet Oncol, 2015, 16 (7): e322-32.

[4] GROMMES C, DEANGELIS L M. Primary CNS Lymphoma [J]. Journal of clinical oncology: official journal of the American Society of Clinical Oncology, 2017, 35 (21): 2410-8.

[5] PENN I. Development of cancer as a complication of clinical transplantation [J]. Transplantation proceedings, 1977, 9 (1): 1121-7.

[6] GANDHI M K, HOANG T, LAW S C, et al. EBV-associated primary CNS lymphoma occurring after immunosuppression is a distinct immunobiological entity [J]. Blood, 2021, 137 (11): 1468-77.

[7] YOU H, WEI L, KAMINSKA B. Emerging insights into origin and pathobiology of primary central nervous system lymphoma [J]. Cancer letters, 2021, 509: 121-9.

[8] PORTEGIES P, CORSSMIT N. Epstein-Barr virus and the nervous system [J]. Current Opinion in Neurology, 2000, 13 (3): 301-4.

[9] HIRONO S, IWADATE Y, HIGUCHI Y, et al. Stereotactic radiosurgery in combination with up-front high-dose methotrexate as a first-line treatment for newly diagnosed primary central nervous system lymphoma [J]. Journal of neuro-oncology, 2015, 123 (2): 237-44.

[10] LU J Q, O'KELLY C, GIRGIS S, et al. Neuroinflammation Preceding and Accompanying Primary Central Nervous System Lymphoma: Case Study and Literature Review [J]. World neurosurgery, 2016, 88: 692.e1-692.e8.

[11] RUBENSTEIN J L, GENG H, FRASER E J, et al. Phase 1 investigation of lenalidomide/rituximab plus outcomes of lenalidomide maintenance in relapsed CNS lymphoma [J]. Blood advances, 2018, 2 (13): 1595-607.

[12] SVOLOS P, KOUSI E, KAPSALAKI E, et al. The role of diffusion and perfusion weighted imaging in the differential diagnosis of cerebral tumors: a review and future perspectives [J]. Cancer imaging: the official publication of the International Cancer Imaging Society, 2014, 14 (1): 20.

[13] LESCHZINER G, RUDGE P, LUCAS S, et al. Lymphomatosis cerebri presenting as a rapidly progressive dementia with a high methylmalonic acid [J]. J Neurol, 2011, 258 (8): 1489-93.

[14] CHAPUY B, ROEMER M G, STEWART C, et al. Targetable genetic features of primary testicular and primary central nervous system lymphomas [J]. Blood, 2016, 127 (7): 869-81.

[15] HORGER M, FENCHEL M, NäGELE T, et al. Water diffusivity: comparison of primary CNS lymphoma and astrocytic tumor infiltrating the corpus callosum [J]. AJR Am J Roentgenol, 2009, 193 (5): 1384-7.

[16] BARAJAS R F, JR., RUBENSTEIN J L, CHANG J S, et al. Diffusion-weighted MR imaging derived apparent diffusion coef-

ficient is predictive of clinical outcome in primary central nervous system lymphoma [J]. AJNR American journal of neuroradiology, 2010, 31 (1): 60-6.

[17] SERVER A, KULLE B, MAEHLEN J, et al. Quantitative apparent diffusion coefficients in the characterization of brain tumors and associated peritumoral edema [J]. Acta radiologica (Stockholm, Sweden: 1987), 2009, 50 (6): 682-9.

[18] KAYED M, SALEH T, REDA I, et al. The added value of advanced neuro-imaging (MR diffusion, perfusion and proton spectroscopy) in diagnosis of primary CNS lymphoma. Alexandria Journal of Medicine, 2014. 50, 303-310.

[19] KICKINGEREDER P, WIESTLER B, SAHM F, et al. Primary central nervous system lymphoma and atypical glioblastoma: multiparametric differentiation by using diffusion -, perfusion-, and susceptibility-weighted MR imaging [J]. Radiology, 2014, 272 (3): 843-50.

[20] LEE B, PARK J E, BJøRNERUD A, et al. Clinical Value of Vascular Permeability Estimates Using Dynamic Susceptibility Contrast MRI: Improved Diagnostic Performance in Distinguishing Hypervascular Primary CNS Lymphoma from Glioblastoma [J]. AJNR American journal of neuroradiology, 2018, 39 (8): 1415-22.

[21] LEE I H, KIM S T, KIM H J, et al. Analysis of perfusion weighted image of CNS lymphoma [J]. Eur J Radiol, 2010, 76 (1): 48-51.

[22] PARTOVI S, KARIMI S, LYO J K, et al. Multimodality imaging of primary CNS lymphoma in immunocompetent patients [J]. The British journal of radiology, 2014, 87 (1036): 20130684.

[23] CHIAVAZZA C, PELLERINO A, FERRIO F, et al. Primary CNS Lymphomas: Challenges in Diagnosis and Monitoring [J].

BioMed research international, 2018, 2018: 3606970.

[24] TAILLIBERT S, GUILLEVIN R, MENUEL C, et al. Brain lymphoma: usefulness of the magnetic resonance spectroscopy [J]. Journal of neuro-oncology, 2008, 86 (2): 225-9.

[25] 贡金英, 张翼鷟, 张敬东, 等. 伴有MYC、bcl-2和bcl-6基因重排的高级别B细胞淋巴瘤的临床病理特征 [J]. 中华病理学杂志, 2018, 47 (01): 14-8.

[26] PHAM L V, LU G, TAMAYO A T, et al. Establishment and characterization of a novel MYC/BCL2 "double-hit" diffuse large B cell lymphoma cell line, RC [J]. Journal of hematology & oncology, 2015, 8: 121.

[27] SWERDLOW S H, CAMPO E, PILERI S A, et al. The 2016 revision of the World Health Organization classification of lymphoid neoplasms [J]. Blood, 2016, 127 (20): 2375-90.

[28] 樊代明. 整合肿瘤学, 临床卷, 血液骨科及其他肿瘤分册 [M]. 北京: 科学出版社, 2021. 159-160.

[29] CHIHARA D, FOWLER N H, OKI Y, et al. Impact of histologic subtypes and treatment modality among patients with primary central nervous system lymphoma: a SEER database analysis [J]. Oncotarget, 2018, 9 (48): 28897-902.

[30] KERBAUY M N, MORAES F Y, LOK B H, et al. Challenges and opportunities in primary CNS lymphoma: A systematic review [J]. Radiotherapy and oncology: journal of the European Society for Therapeutic Radiology and Oncology, 2017, 122 (3): 352-61.

[31] RAE A I, IWAMOTO F M, SONABEND A M. In Reply: Craniotomy and Survival for Primary Central Nervous System Lymphoma [J]. Neurosurgery, 2018, 83 (4): E192.

[32] CARBONELL D, MAHAJAN S, CHEE S P, et al. Consensus Recommendations for the Diagnosis of Vitreoretinal Lymphoma [J]. Ocular immunology and inflammation, 2021, 29 (3):

507-20.

[33] TANG L J, GU C L, ZHANG P. Intraocular lymphoma [J]. International journal of ophthalmology, 2017, 10 (8): 1301-7.

[34] GHESQUIERES H, CHEVRIER M, LAADHARI M, et al. Lenalidomide in combination with intravenous rituximab (REVRI) in relapsed/refractory primary CNS lymphoma or primary intraocular lymphoma: a multicenter prospective 'proof of concept' phase II study of the French Oculo-Cerebral lymphoma (LOC) Network and the Lymphoma Study Association (LYSA) †[J]. Ann Oncol, 2019, 30 (4): 621-8.

[35] DE HOOG J, DIK W A, LU L, et al. Combined cellular and soluble mediator analysis for improved diagnosis of vitreoretinal lymphoma [J]. Acta ophthalmologica, 2019, 97 (6): 626-32.

[36] PEñALVER F J, SANCHO J M, DE LA FUENTE A, et al. Guidelines for diagnosis, prevention and management of central nervous system involvement in diffuse large B-cell lymphoma patients by the Spanish Lymphoma Group (GELTAMO) [J]. Haematologica, 2017, 102 (2): 235-45.

[37] FOX C P, PHILLIPS E H, SMITH J, et al. Guidelines for the diagnosis and management of primary central nervous system diffuse large B-cell lymphoma [J]. British journal of haematology, 2019, 184 (3): 348-63.

[38] NABORS L B, PORTNOW J, AHLUWALIA M, et al. Central Nervous System Cancers, Version 3.2020, NCCN Clinical Practice Guidelines in Oncology [J]. Journal of the National Comprehensive Cancer Network: JNCCN, 2020, 18 (11): 1537-70.

[39] 樊代明. 整合肿瘤学, 临床卷, 头胸部肿瘤分册[M].北京: 科学出版社, 2021. 23-26.

[40] R M, D H, S C, et al. 成人原发性中枢神经系统淋巴瘤和

原发性眼内淋巴瘤诊断及治疗指南 [J]. 国际输血及血液学杂志，2008，06：570-5.

[41] MEBEL D，AKAGAMI R，FLEXMAN A M. Use of Tranexamic Acid Is Associated with Reduced Blood Product Transfusion in Complex Skull Base Neurosurgical Procedures：A Retrospective Cohort Study [J]. Anesthesia and analgesia，2016，122（2）：503-8.

[42] 马婷婷，董佳，曾敏，等. 氨甲环酸在神经外科手术中的应用进展 [J]. 国际麻醉学与复苏杂志，2021，42（05）：544-8.

[43] GAYET-AGERON A，PRIETO-MERINO D，KER K，et al. Effect of treatment delay on the effectiveness and safety of antifibrinolytics in acute severe haemorrhage：a meta-analysis of individual patient-level data from 40 138 bleeding patients [J]. Lancet（London，England），2018，391（10116）：125-32.

[44] LABAK C M，HOLDHOFF M，BETTEGOWDA C，et al. Surgical Resection for Primary Central Nervous System Lymphoma：A Systematic Review [J]. World neurosurgery，2019，126：e1436-e48.

[45] CLONEY M B，SONABEND A M，YUN J，et al. The safety of resection for primary central nervous system lymphoma：a single institution retrospective analysis [J]. Journal of neuro-oncology，2017，132（1）：189-97.

[46] BIERMAN P J. Surgery for primary central nervous system lymphoma：is it time for reevaluation? [J]. Oncology（Williston Park，NY），2014，28（7）：632-7.

[47] 杨传维，任晓辉，蒋海辉，等. 基于 SEER 数据库的原发性中枢神经系统淋巴瘤不同治疗方法的疗效分析 [J]. 中华外科杂志，2021，59（01）：E009-E.

[48] BATCHELOR T，CARSON K，O'NEILL A，et al. Treatment of primary CNS lymphoma with methotrexate and deferred radio-

therapy: a report of NABTT 96-07 [J]. Journal of clinical oncology: official journal of the American Society of Clinical Oncology, 2003, 21 (6): 1044-9.

[49] BLAY J Y, CONROY T, CHEVREAU C, et al. High-dose methotrexate for the treatment of primary cerebral lymphomas: analysis of survival and late neurologic toxicity in a retrospective series [J]. Journal of clinical oncology: official journal of the American Society of Clinical Oncology, 1998, 16 (3): 864-71.

[50] HERRLINGER U, SCHABET M, BRUGGER W, et al. German Cancer Society Neuro-Oncology Working Group NOA-03 multicenter trial of single-agent high-dose methotrexate for primary central nervous system lymphoma [J]. Ann Neurol, 2002, 51 (2): 247-52.

[51] FERRERI A J, CWYNARSKI K, PULCZYNSKI E, et al. Chemoimmunotherapy with methotrexate, cytarabine, thiotepa, and rituximab (MATRix regimen) in patients with primary CNS lymphoma: results of the first randomisation of the International Extranodal Lymphoma Study Group-32 (IELSG32) phase 2 trial [J]. The Lancet Haematology, 2016, 3 (5): e217-27.

[52] FERRERI A J, RENI M, FOPPOLI M, et al. High-dose cytarabine plus high-dose methotrexate versus high-dose methotrexate alone in patients with primary CNS lymphoma: a randomised phase 2 trial [J]. Lancet (London, England), 2009, 374 (9700): 1512-20.

[53] KASENDA B, FERRERI A J, MARTURANO E, et al. First-line treatment and outcome of elderly patients with primary central nervous system lymphoma (PCNSL) --a systematic review and individual patient data meta-analysis [J]. Ann Oncol, 2015, 26 (7): 1305-13.

[54] CHAMBERLAIN M C, JOHNSTON S K. High-dose methotrexate and rituximab with deferred radiotherapy for newly diagnosed primary B-cell CNS lymphoma [J]. Neuro-oncology, 2010, 12 (7): 736-44.

[55] SONG Y, WEN Y, XUE W, et al. Effect of rituximab on primary central nervous system lymphoma: a meta-analysis [J]. International journal of hematology, 2017, 106 (5): 612-21.

[56] BROMBERG J E C, ISSA S, BAKUNINA K, et al. Rituximab in patients with primary CNS lymphoma (HOVON 105/ALLG NHL 24): a randomised, open-label, phase 3 intergroup study [J]. Lancet Oncol, 2019, 20 (2): 216-28.

[57] GLASS J, WON M, SCHULTZ C J, et al. Phase I and II Study of Induction Chemotherapy With Methotrexate, Rituximab, and Temozolomide, Followed By Whole-Brain Radiotherapy and Postirradiation Temozolomide for Primary CNS Lymphoma: NRG Oncology RTOG 0227 [J]. Journal of clinical oncology: official journal of the American Society of Clinical Oncology, 2016, 34 (14): 1620-5.

[58] ILLERHAUS G, MARKS R, MüLLER F, et al. High-dose methotrexate combined with procarbazine and CCNU for primary CNS lymphoma in the elderly: results of a prospective pilot and phase II study [J]. Ann Oncol, 2009, 20 (2): 319-25.

[59] FERRERI A J M, CWYNARSKI K, PULCZYNSKI E, et al. Whole-brain radiotherapy or autologous stem-cell transplantation as consolidation strategies after high-dose methotrexate-based chemoimmunotherapy in patients with primary CNS lymphoma: results of the second randomisation of the International Extranodal Lymphoma Study Group-32 phase 2 trial [J]. The Lancet Haematology, 2017, 4 (11): e510-e23.

[60] HOUILLIER C, TAILLANDIER L, DUREAU S, et al. Ra-

diotherapy or Autologous Stem-Cell Transplantation for Primary CNS Lymphoma in Patients 60 Years of Age and Younger: Results of the Intergroup ANOCEF -GOELAMS Randomized Phase II PRECIS Study [J]. Journal of clinical oncology: official journal of the American Society of Clinical Oncology, 2019, 37 (10): 823-33.

[61] ABREY L E, BATCHELOR T T, FERRERI A J, et al. Report of an international workshop to standardize baseline evaluation and response criteria for primary CNS lymphoma [J]. Journal of clinical oncology: official journal of the American Society of Clinical Oncology, 2005, 23 (22): 5034-43.

[62] OMURO A, CORREA D D, DEANGELIS L M, et al. R-MPV followed by high-dose chemotherapy with TBC and autologous stem-cell transplant for newly diagnosed primary CNS lymphoma [J]. Blood, 2015, 125 (9): 1403-10.

[63] ILLERHAUS G, KASENDA B, IHORST G, et al. High-dose chemotherapy with autologous haemopoietic stem cell transplantation for newly diagnosed primary CNS lymphoma: a prospective, single-arm, phase 2 trial [J]. The Lancet Haematology, 2016, 3 (8): e388-97.

[64] RUBENSTEIN J L, HSI E D, JOHNSON J L, et al. Intensive chemotherapy and immunotherapy in patients with newly diagnosed primary CNS lymphoma: CALGB 50202 (Alliance 50202) [J]. Journal of clinical oncology: official journal of the American Society of Clinical Oncology, 2013, 31 (25): 3061-8.

[65] PULCZYNSKI E J, KUITTINEN O, ERLANSON M, et al. Successful change of treatment strategy in elderly patients with primary central nervous system lymphoma by de-escalating induction and introducing temozolomide maintenance: results from a phase II study by the Nordic Lymphoma Group [J]. Hae-

matologica, 2015, 100 (4): 534-40.

[66] SHAH G D, YAHALOM J, CORREA D D, et al. Combined immunochemotherapy with reduced whole-brain radiotherapy for newly diagnosed primary CNS lymphoma [J]. Journal of clinical oncology: official journal of the American Society of Clinical Oncology, 2007, 25 (30): 4730-5.

[67] ABREY L E, MOSKOWITZ C H, MASON W P, et al. Intensive methotrexate and cytarabine followed by high-dose chemotherapy with autologous stem-cell rescue in patients with newly diagnosed primary CNS lymphoma: an intent-to-treat analysis [J]. Journal of clinical oncology: official journal of the American Society of Clinical Oncology, 2003, 21 (22): 4151-6.

[68] BATCHELOR T T, GROSSMAN S A, MIKKELSEN T, et al. Rituximab monotherapy for patients with recurrent primary CNS lymphoma [J]. Neurology, 2011, 76 (10): 929-30.

[69] SOUSSAIN C, CHOQUET S, BLONSKI M, et al. Ibrutinib monotherapy for relapse or refractory primary CNS lymphoma and primary vitreoretinal lymphoma: Final analysis of the phase II 'proof-of-concept' iLOC study by the Lymphoma study association (LYSA) and the French oculo-cerebral lymphoma (LOC) network [J]. Eur J Cancer, 2019, 117: 121-30.

[70] GROMMES C, PASTORE A, PALASKAS N, et al. Ibrutinib Unmasks Critical Role of Bruton Tyrosine Kinase in Primary CNS Lymphoma [J]. Cancer discovery, 2017, 7 (9): 1018-29.

[71] WILSON W H, YOUNG R M, SCHMITZ R, et al. Targeting B cell receptor signaling with ibrutinib in diffuse large B cell lymphoma [J]. Nature medicine, 2015, 21 (8): 922-6.

[72] GROMMES C, TANG S S, WOLFE J, et al. Phase 1b trial of an ibrutinib-based combination therapy in recurrent/refractory

CNS lymphoma [J]. Blood, 2019, 133 (5): 436-45.

[73] LIONAKIS M S, DUNLEAVY K, ROSCHEWSKI M, et al. Inhibition of B Cell Receptor Signaling by Ibrutinib in Primary CNS Lymphoma [J]. Cancer cell, 2017, 31 (6): 833-43.e5.

[74] VU K, MANNIS G, HWANG J, et al. Low-dose lenalidomide maintenance after induction therapy in older patients with primary central nervous system lymphoma [J]. British journal of haematology, 2019, 186 (1): 180-3.

[75] TUN H W, JOHNSTON P B, DEANGELIS L M, et al. Phase 1 study of pomalidomide and dexamethasone for relapsed/refractory primary CNS or vitreoretinal lymphoma [J]. Blood, 2018, 132 (21): 2240-8.

[76] FRIGAULT M J, DIETRICH J, MARTINEZ-LAGE M, et al. Tisagenlecleucel CAR T-cell therapy in secondary CNS lymphoma [J]. Blood, 2019, 134 (11): 860-6.

[77] NAYAK L, IWAMOTO F M, LACASCE A, et al. PD-1 blockade with nivolumab in relapsed/refractory primary central nervous system and testicular lymphoma [J]. Blood, 2017, 129 (23): 3071-3.

[78] MAUDE S L, LAETSCH T W, BUECHNER J, et al. Tisagenlecleucel in Children and Young Adults with B-Cell Lymphoblastic Leukemia [J]. N Engl J Med, 2018, 378 (5): 439-48.

[79] SCHUSTER S J, BISHOP M R, TAM C S, et al. Tisagenlecleucel in Adult Relapsed or Refractory Diffuse Large B-Cell Lymphoma [J]. N Engl J Med, 2019, 380 (1): 45-56.

[80] GRUPP S A, KALOS M, BARRETT D, et al. Chimeric antigen receptor-modified T cells for acute lymphoid leukemia [J]. N Engl J Med, 2013, 368 (16): 1509-18.

[81] KOCHENDERFER J N, DUDLEY M E, KASSIM S H, et al. Chemotherapy-refractory diffuse large B-cell lymphoma and in-

dolent B-cell malignancies can be effectively treated with autologous T cells expressing an anti-CD19 chimeric antigen receptor [J]. Journal of clinical oncology: official journal of the American Society of Clinical Oncology, 2015, 33 (6): 540-9.

[82] ABRAMSON J S, CHEN Y B. More on Anti-CD19 CAR T Cells in CNS Diffuse Large-B-Cell Lymphoma [J]. N Engl J Med, 2017, 377 (21): 2102.

[83] SHENKIER T N, VOSS N, CHHANABHAI M, et al. The treatment of primary central nervous system lymphoma in 122 immunocompetent patients: a population-based study of successively treated cohorts from the British Colombia Cancer Agency [J]. Cancer, 2005, 103 (5): 1008-17.

[84] RAOUX D, DUBAND S, FOREST F, et al. Primary central nervous system lymphoma: immunohistochemical profile and prognostic significance [J]. Neuropathology: official journal of the Japanese Society of Neuropathology, 2010, 30 (3): 232-40.

[85] LI T, ZHAO L, ZHANG Y, et al. CAR T-Cell Therapy Is Effective but Not Long-Lasting in B-Cell Lymphoma of the Brain [J]. Frontiers in oncology, 2020, 10: 1306.

[86] DEANGELIS L M, SEIFERHELD W, SCHOLD S C, et al. Combination chemotherapy and radiotherapy for primary central nervous system lymphoma: Radiation Therapy Oncology Group Study 93-10 [J]. Journal of clinical oncology: official journal of the American Society of Clinical Oncology, 2002, 20 (24): 4643-8.

[87] BRADA M, HJIYIANNAKIS D, HINES F, et al. Short intensive primary chemotherapy and radiotherapy in sporadic primary CNS lymphoma (PCL) [J]. Int J Radiat Oncol Biol Phys, 1998, 40 (5): 1157-62.

[88] NELSON D F, MARTZ K L, BONNER H, et al. Non-Hodg-

kin's lymphoma of the brain: can high dose, large volume radiation therapy improve survival? Report on a prospective trial by the Radiation Therapy Oncology Group (RTOG): RTOG 8315 [J]. Int J Radiat Oncol Biol Phys, 1992, 23 (1): 9-17.

[89] BLAY J Y, ONGOLO-ZOGO P, SEBBAN C, et al. Primary cerebral lymphomas: unsolved issues regarding first-line treatment, follow-up, late neurological toxicity and treatment of relapses. The FNCLCC. French Fédération Nationale des Centres de Lutte contre le Cancer [J]. Ann Oncol, 2000, 11 Suppl 1: 39-44.

[90] CAMILLERI-BROëT S, CRINIèRE E, BROëT P, et al. A uniform activated B-cell-like immunophenotype might explain the poor prognosis of primary central nervous system lymphomas: analysis of 83 cases [J]. Blood, 2006, 107 (1): 190-6.

[91] CORN B W, DOLINSKAS C, SCOTT C, et al. Strong correlation between imaging response and survival among patients with primary central nervous system lymphoma: a secondary analysis of RTOG studies 83-15 and 88-06 [J]. Int J Radiat Oncol Biol Phys, 2000, 47 (2): 299-303.

[92] FERRERI A J, RENI M, PASINI F, et al. A multicenter study of treatment of primary CNS lymphoma [J]. Neurology, 2002, 58 (10): 1513-20.

[93] PELS H, SCHMIDT-WOLF I G, GLASMACHER A, et al. Primary central nervous system lymphoma: results of a pilot and phase II study of systemic and intraventricular chemotherapy with deferred radiotherapy [J]. Journal of clinical oncology: official journal of the American Society of Clinical Oncology, 2003, 21 (24): 4489-95.

[94] QIN D X, ZHENG R, TANG J, et al. Influence of radiation on the blood-brain barrier and optimum time of chemotherapy

[J]. Int J Radiat Oncol Biol Phys，1990，19（6）：1507-10.

[95] SHENKIER T N，BLAY J Y，O'NEILL B P，et al. Primary CNS lymphoma of T-cell origin：a descriptive analysis from the international primary CNS lymphoma collaborative group [J]. Journal of clinical oncology：official journal of the American Society of Clinical Oncology，2005，23（10）：2233-9.

[96] 林洪生.恶性肿瘤中医诊疗指南[M].北京：人民卫生出版社，2014. 540-559.

[97] 陈元，何清湖，朱珊莹.中医养生观之维和 [J]. 中华中医药杂志，2019，34（10）：4914-6.

[98] ABREY L E，BEN-PORAT L，PANAGEAS K S，et al. Primary central nervous system lymphoma：the Memorial Sloan-Kettering Cancer Center prognostic model [J]. Journal of clinical oncology：official journal of the American Society of Clinical Oncology，2006，24（36）：5711-5.

[99] WIEDUWILT M J，VALLES F，ISSA S，et al. Immunochemotherapy with intensive consolidation for primary CNS lymphoma：a pilot study and prognostic assessment by diffusion-weighted MRI [J]. Clin Cancer Res，2012，18（4）：1146-55.

第五篇　脑膜瘤

前言

脑膜瘤（Meningioma）起源于蛛网膜帽状细胞，是最常见的神经系统肿瘤之一，可发生在颅内任何部位及任何年龄人群，以女性多见。脑膜瘤大部分病理学表现为良性肿瘤，通过手术完全切除可以治愈，对颅底脑膜瘤、窦镰旁脑膜瘤和高级别脑膜瘤，手术常难完全切除，术后复发率高，术后是否常规行放疗尚存争议。随着影像学技术的发展推广和人民群众健康意识的增强，越来越多无症状脑膜瘤被发现，尤其是老年患者，诊治尚不规范，往往被过度治疗。2016年欧洲神经肿瘤协会（EANO）发布了首个脑膜瘤的诊治指南，并于2021年6月更新。我国幅员辽阔，人口众多，脑膜瘤检出率逐年增加，同时各地区神经外科尤其是脑膜瘤诊治水平参差不一，目前尚未有制定和发布脑膜瘤诊治相关指南，因此为规范国内脑膜瘤诊治，实现均质化医疗发展目标，我们综合国内外脑膜瘤相关临床研究结果和诊治经验，编写了此脑膜瘤整合诊治指南。

—— 第一章 ————————————

流行病学

脑膜瘤是最常见的颅内原发性肿瘤，约占颅内原发性肿瘤的五分之二，患病率50.4/10万~70.7/10万，尸检发现2%~3%的人存在1个以上的脑膜瘤病变，随着影像技术的发展及推广应用，脑膜瘤检出率逐渐增加。脑膜瘤可见于任何年龄，但多见于中老年患者，随年龄增加发病率亦逐渐增加，其中75~89岁老年人群脑膜瘤年发病率高达22.2/10万。脑膜瘤男女均可发病，但女性多见，30~69岁的女性中，患脑膜瘤者约为男性的3倍。脑膜瘤可发生于颅内任何位置，常见部位依次为大脑半球凸面、大脑镰/窦镰旁、蝶骨嵴、桥小脑角、小脑半球、小脑幕、枕骨大孔、岩斜区、脑室内、眼眶内等，颅底脑膜瘤占所有脑膜瘤的43%~51%。在病理学方面WHO 1级80%~85%，2级10%~17%，3级2%~5%。四川大学华西医院2009年1月到2019年4月病理确诊脑膜瘤共5254例，女性3789例，男性1465例，平均年龄57±16岁，依次分布为40~60岁55%、60~80岁29.9%和20~40岁13.4%；其中 WHO 1 级 83.8%、2 级 13.9%、3 级 1.2%，另有 1.1% 病理分级不明确，WHO 2 级和 3 级脑膜瘤中幕上凸面和脑室内比例明显高于颅底，分别约为 23% 和 8%。目前国内脑膜瘤发病率不明确，缺乏基于人群的脑膜瘤发病率临床研究，亟须进行脑膜瘤全国发病情况的登记研究以明确国内脑膜瘤的真实发病情况。

—— 第二章 ————————————

病因与危险因素

脑膜瘤的确切发病机制尚不明确，现有研究表明脑膜瘤与电离辐射、遗传突变、职业暴露、代谢、药物、年龄、性别等相关，而吸烟、饮酒和饮食习惯等因素与脑膜瘤的患病风险无明显相关。

第一节 电离辐射

电离辐射是脑膜瘤的一个明确危险因素，其相对危险度可达6~10，无明确对应的剂量反应关系。接受头部放疗的人群尤其是儿童后期患脑膜瘤的风险明显升高，在80160名广岛、长崎原子弹爆炸幸存者中观察到88例脑膜瘤，拟合线性超额相对风险（ERR）0.64（0.01-1.8）。牙科X光检查是人群接受电离辐射的一个途径，年轻时频繁行牙科X光检查，可能与颅内脑膜瘤的风险增加有关。一项开展于年龄在18岁至75岁之间709例脑膜瘤病例和1368例对照病例的对照研究显示，无确定证据表明使用手机与脑膜瘤发生相关。

第二节 激素

脑膜瘤长期被认为同时含有孕激素和雌激素受体，但孕酮受体却占了受体的大多数，生物活性更强，在复发脑膜瘤中表达明显增加，表明其在脑膜瘤增殖中发挥作用。从绝经前激素生成正常到内源性激素生成减少的过渡期可能是脑膜瘤生长的一个危险因素。现有研究证据尚不能证实外源性激素暴露会增加脑膜瘤发生风险，如使用激素避孕药或激素替代疗法等。但有一项研究表明，醋酸环丙孕酮的使用与需要侵入性治疗脑膜瘤的风险之间存在强烈剂量依赖关系，即醋酸环丙孕酮高剂量暴露下，发生脑膜瘤的风险升高，而停止治疗一年后，脑膜瘤的风险明显降低。

第三节 基因突变

神经纤维瘤病2型基因（NF2）作为一种肿瘤抑制基因，其缺失是一种常染色体显性遗传疾病。NF2的体细胞或胚系突变是许多脑膜瘤发生的基础，但同时发现在不少病例中，包括SMO、AKT1、PIK3CA、TRAF7、KLF4和POLR2A在内的许多基因发生体细胞突变和SMARCB1、SMARCE1和BAP1等基因生殖系突变。这些不同基因遗传突变除与肿瘤发病相关外，还与肿瘤的形态、染色体不稳定性、位置等相关，如带有 NF2 突变的脑膜瘤通常与纤维组织密切相关，NF2 突变型脑膜瘤通常发生于大脑凸面或后颅窝，并伴有染色体不稳定性增加，而许多非 NF2 突变型脑膜瘤通常发生于前中颅窝，没有染色体不稳定性增加。

第四节　年龄与性别

2019 年发布的美国中枢性脑瘤登记报告中显示，2012—2016 年美国脑膜瘤的年龄校正年发病率为 8.58/10 万人，发病率随年龄增长而增加，在 65 岁后增幅较大，75 到 89 岁间老年人群脑膜瘤年发病率高达 22.2/10 万人。成年人群中脑膜瘤的发生率与性别明确相关，女性更加常见，WHO 1 级和 2 级脑膜瘤中女性发病率是男性的 2.3 倍。

第五节　代谢状况

肥胖、体重指数（BMI）与脑膜瘤的发生率相关，BMI 每增加 10 kg/m^2，风险约增加 20%（相对风险为 1.17，95% CI 为 1.03–1.34，P=0.02）。糖尿病与脑膜瘤的相关性尚存争议，有研究结果表明糖尿病与脑膜瘤风险正相关，但另一些研究却得出相反结论。

第六节　其他疾病

目前研究显示女性脑膜瘤与乳腺癌有很强的相关性，女性乳腺癌患者中脑膜瘤的发生率明显高于正常人群。

— 第三章 ——————————

病理学

第一节　大体组织特点

大多数脑膜瘤边界清楚，附着在硬脑膜上，质地较硬、基底较宽，以挤压周围组织的方式缓慢生长，迫使邻近的大脑移位。在颅底、视神经管等狭窄部位的脑膜瘤可呈梭形、哑铃型等不规则形状，可以包裹神经、血管等结构。大多数脑膜瘤表面光滑，与正常脑组织、神经、血管之间有清晰的界面，部分牢固地附着在相邻脑组织上可能代表侵袭性脑膜瘤。与脑膜瘤相邻颅骨可能出现骨质增生，这通常与肿瘤侵入颅骨有关。脑膜瘤肿瘤切割面通常是坚韧的橡胶状，颜色从白色到棕红色不等，取决于肿瘤的血供情况。砂粒体丰富的肿瘤可能有沙子般的砂砾质地。脑膜瘤很少能看到骨、软骨或脂肪化生。

第二节　显微组织特点

根据2021年WHO神经系统肿瘤分类方法，脑膜瘤可分为 15 种组织类型：WHO 1 级 9 种（脑膜上皮型、纤维型、过渡型、分泌型、砂粒体型、化生型、微囊型、血管瘤样型、富于淋巴浆细胞型）、WHO 2 级 3 种（不典型、脊索样型、透明细胞型）和 WHO 3 级 3 种（间变型、乳头型、横纹肌样型）。根据组织学亚型和分级，脑膜瘤在显微镜下表现多种多样。大多数脑膜瘤由具有适量嗜酸性细胞质和卵圆形核的肿瘤细胞组成；部分主要表现出间充质特征，例如突出的梭形细胞成分、细胞间丰富的胶原沉积和偶尔的化生改变，包括软骨或骨化生；其他主要表现出上皮特征，例如具有丰富嗜酸性细胞质的上皮样形态，乳头状或腺样结构，偶尔还可见胞浆内分泌空泡。脑膜瘤最典型的组织学特征是漩涡状结构，这是由于肿瘤细胞包裹在一些特定的结构周围所形成的，细胞自身缠绕形成细胞漩涡，细胞外基质堆积后逐渐转为透明状漩涡，同心钙化后最终转化为砂粒体。脑膜瘤的另一非特异性特征，即核内假包涵体，是由细胞质膜内陷进入细胞核所形成。

第三节　分子病理特点

　　所有脑膜瘤最常见的改变是 22q 染色体缺失和其他 NF2 等位基因突变。随侵袭性和 WHO 分级增加，NF2 突变型脑膜瘤可致拷贝数积累改变，其中染色体臂 1p 和染色体 10 缺失常首先出现，另外 CDKN2A/B 纯合缺失表明高度侵袭性过程。

在 WHO 1 级 NF2 野生型脑膜瘤中，还发现了其他几种突变，总频率如下：AKT1（20%）、SMO（11%）、KLF4（28%）、PIK3CA（7%）和 TRAF7（40%），AKT1 和 KLF4 突变常与 TRAF7 突变联合发生，而单独的 TRAF7 突变较少见，AKT1/TRAF7 和 SMO 突变是脑膜上皮亚型的典型突变，尤其常发生在颅底脑膜瘤中。KLF4/TRAF7 突变构成了分泌性脑膜瘤的驱动改变，可作为分泌性脑膜瘤的诊断标准之一。

在 WHO 2 级脑膜瘤中，几乎所有（97%）透明细胞脑膜瘤都带有 SMARCE1 突变。SMARCE1 胚系突变可替代 NF2 生殖细胞突变作为小儿脑膜瘤的易感基因，后者主要发生在脊柱位置。横纹肌样脑膜瘤常发生 BAP1 突变和缺失，而乳头状脑膜瘤中发现 PBRM1 突变的富集，但 BAP1 和 PBRM1 突变是否能作为 WHO 3 级脑膜瘤诊断标准还需进一步研究。

TERT 启动子突变已被证实是复发高风险的标志物，因此是新的 2021 WHO 分级中 WHO 3 级的独立标准。CDKN2A/B 的纯合子缺失与不依赖于组织学类型的不良预后相关，因此也作为 WHO 3 级的标志物。

第四节 脑膜瘤分级

1 组织学分级

根据 2021 年最新 WHO 神经系统肿瘤分类方法，脑膜瘤仍分为三级，该分级取决于核分裂象、脑实质侵润（Brain invasion）或特定组织学特征，具体标准如下。

WHO 1 级：每 10 个高倍视野（HPF）<4 个核分裂象，无脑实质侵润。

WHO 2 级：每 10 个 HPF 有 4~19 个核分裂象，或脑实质侵润，或同时存在下列形态学改变的三种情况：凝固性坏死，片状结构、突出的核仁（Sheeting, prominent nucleoli）、细胞密度增高和小细胞化。

WHO 3 级：每 10 个 HPF 核分裂象≥20 个。

2 分子病理学分级

WHO 分级方法是目前最常用的神经肿瘤分级方法，对评估肿瘤预后有一定帮助，但神经外科常会发现部分 WHO 1 级脑膜瘤在全切术后迅速复发，也有 WHO 2 级脑膜瘤在全切术后未行放疗却在很长一段时间保持稳定，说明单独依靠 WHO 分级可能存在局限性。目前依据 DNA 甲基化谱将脑膜瘤分为 MC ben-1、

MC ben-2、MC ben-3、MC int-A、MC int-B、MC mal
六类，可对预后进行更为精准的预测（表5-3-1）。另
外也有研究整合脑膜瘤基因组、转录组和DNA甲基化
组学信息，将脑膜瘤分为4种独具生物学特征的分子
亚型：免疫相关型（MG1）、良性NF2野生型（MG2）、
高代谢型（MG3）和增值型（MG4），这四种亚型之间
患者无进展生存期有显著差异。现有研究表明多维度
多组学数据的整合诊断将是未来脑膜瘤分类、分型的
重要手段。

表5-3-1　脑膜瘤分子分型

分型	WHO分级	突变基因	染色体拷贝数变异	按DNA甲基化分类
脑膜上皮型	WHO1级	AKT1（/TRAF7），SMO	无	MC ben-2
纤维型		NF2	染色体22q缺失	MC ben-1
过渡型		NF2	染色体22q缺失	MC ben-1
分泌型		KLF4/TRAF7	无	MC ben-2
砂粒体型		NF2	染色体22q缺失	MC ben-1
化生型		NF2	染色体5扩增	MC ben-3
微囊型		NF2	染色体5扩增	MC ben-3
血管瘤样型		NF2	染色体5扩增	MC ben-3
不典型	WHO2级	NF2	染色体1p缺失，染色体22q缺失	MC int-A/B
脊索样型		NF2	染色体22q缺失	MC int-A/B
透明细胞型		SMARCE1	无	无

分型	WHO分级	突变基因	染色体拷贝数变异	按DNA甲基化分类
间变型	WHO 3级	NF2，TERT	染色体1p,10,22q缺失;CDKN2A/B纯合缺失	MC mal

注：ben—良性；int—中间型；mal—恶性；MC—甲基化分类。

— 第四章 —

临床表现

　　无症状性脑膜瘤多因其他疾病检查或体检偶然发现，诊断时无肿瘤相关临床表现，而症状性脑膜瘤主要因肿瘤压迫邻近结构引起神经功能障碍、侵犯或刺激脑组织诱发癫痫，以及瘤体大、脑脊液循环障碍、静脉引流障碍、脑水肿等引起头痛、呕吐、视乳头水肿等颅内高压相关症状和体征。脑膜瘤常见临床表现依次为头痛、局灶性颅神经受损症状、癫痫发作、认知功能改变、肢体无力、头晕或眩晕、共济失调或步态改变、感觉异常、眼球突出、晕厥等。脑膜瘤引起的神经功能障碍主要和脑膜瘤生长部位密切相关。癫痫发作是大脑凸面或窦镰旁脑膜瘤主要临床表现，多表现为局灶性发作、复杂局灶性发作、全面性发作或混合性发作，以全面性发作最常见；嗅沟等前颅底体积大的脑膜瘤可能引起心理、行为和性格等改变；鞍结节和鞍隔脑膜瘤常引起视力视野障碍，出现垂体功能紊乱概率低；鞍旁、蝶骨嵴内侧脑膜瘤亦可引起视力视野改变；视神经鞘脑膜瘤可表现为进行性单侧视力障碍、眼球突出等；海绵窦和岩骨脑膜瘤可引起眼痛或三叉神经痛；岩斜区脑膜瘤可表现为共济失调和相应颅神经受损症状；桥小脑角区脑膜瘤可出现听力下降、耳鸣等症状。

— 第五章 —

影像学评估

影像学检查是目前脑膜瘤最主要的诊断评估方法。结合 CT 和 MRI 可清晰显示肿瘤的形态学特征及瘤体周围的大脑解剖结构特征。脑膜瘤最典型的形态学特征是与硬脑膜宽基底附着的类圆形肿块，少部分表现为沿硬脑膜延伸的片状占位。神经外科医师对神经影像诊断的要求很明确：首先是行定位诊断，确定肿瘤大小、范围、肿瘤与周围重要结构（包括重要动脉、静脉、皮层功能区等）的毗邻关系及形态学特征。这对制定脑膜瘤手术方案有重要作用；其次是对神经影像学提出功能状况的诊断要求，如肿瘤生长代谢、血供状态及肿瘤对周边脑组织侵袭程度等，这对术后综合疗效评估具有关键作用。

第一节　常规影像学检查

1　脑膜瘤的 CT 特征

脑膜瘤在 CT 平扫上的典型特征为等密度肿块，肿瘤较小时易漏诊，肿瘤较大时可伴有占位效应和水肿，注射造影剂后瘤体出现明显且均匀的强化。在15%~20%的病例中，由于瘤体内部出现营养匮乏或化生性钙化，瘤体内部可表现为低密度影或斑点状极高密度影。CT除了筛查作用外，可用于评估瘤体与邻近骨性结构的关系，如骨质增生、骨质破坏及蝶窦的异常扩张等。脑膜瘤常引起骨质增生，通常发生于颅盖骨和蝶骨嵴，在CT上表现为骨性结构的异常增厚。颅骨的反应性增生和肿瘤侵袭的增生在影像学上难以鉴别，但在增生骨质内的明显增强信号通常提示后者的可能性大。此外CT脑血管三位成像（CT angiography，CTA）能显示主要动脉与瘤体的关系以及其在瘤内走行，有助于颅底脑膜瘤术前手术方案及策略的规划。

2 脑膜瘤的 MRI 特征

MRI扫描是评估肿瘤瘤体和肿瘤与周围组织结构关系的首选检查。常规 MRI 扫描序列包括 T1 加权像（T1WI）、T2 加权像（T2WI）、FLAIR 像及注射磁共振对比剂的强化扫描 T1WI+C（T1C）。在 T1 WI 上，肿瘤瘤体通常表现为和大脑皮层相似的等信号或低信号；在注射钆造影剂的 T1C 序列上，大多数脑膜瘤瘤体呈明显、均匀的强化改变，少部分瘤体由于内部的钙化、囊肿、出血或坏死表现为边缘模糊、不规则强化，这些可能与肿瘤的侵袭性相关。在 T2WI 上，瘤体通常呈等或稍高信号，在轴外可观察到肿瘤和大脑之间的新月体形脑脊液裂隙影，但当高级别脑膜瘤出现脑实质侵犯时，脑脊液裂隙影可能消失。与 T1C 类似，尽管大多数脑膜瘤表现出典型的影像学特征，少部分肿瘤瘤体在 T2WI 上也可出现肿瘤坏死、囊性变、出血和脂肪浸润等特征。

72% 脑膜瘤的 T1C 上，在与肿瘤相连的硬脑膜部位可见明显的条形强化，这被称为脑膜尾征，近三分之二的脑膜尾征可见肿瘤细胞浸润，而少部分脑膜尾征是硬脑膜对肿瘤的反应性变化。脑膜尾征并不是脑膜瘤特有的改变，可见于所有累及硬脑膜的肿瘤，因此脑膜尾征对脑膜瘤不具备诊断特异性，但可用于确认肿瘤的定位分析。

脑膜瘤在增大时会出现明显的脑实质向内移位。约半数以上的脑膜瘤可出现脑周围组织的水肿，形成环绕肿瘤的水肿带。这种水肿带形状不规则，在 T1WI 呈低信号，T2WI 上呈高信号表现。对水肿带形成的原因有多种假说，即压迫性缺血伴血脑屏障受损、软脑膜微血管形成引起的血管分流、机械性静脉阻塞、肿瘤内静水压升高以及在肿瘤细胞内的分泌-排泄现象等。但研究证实有无瘤周水肿与肿瘤大小无关，瘤周水肿也不能用于准确地区分良性和非典型或恶性脑膜瘤。

MRI可用于脑膜瘤的血供评估。脑膜瘤瘤体内部的主要血供来自硬脑膜中的动脉。在瘤体与硬脑膜相连部，可存在一个突出的中央血管蒂，细小的血管分支从该蒂发出，呈辐条轮样放射状分布，为瘤体内部提供绝大部分血供；肿瘤表面的血供则通常来源于软脑膜血管的外周丛。因此在MRI上，瘤体内部和周围可出现明显的流空血管影或增强血管影。此外，MRI可显示脑膜瘤挤压和包裹周围的相邻血管以及肿瘤浸润或阻塞硬脑膜静脉窦的状况等。对于窦旁脑膜瘤，磁共振静脉造影（Magnetic resonance venography，MRV）可提供有关静脉窦受累与否和侧支静脉引流的信息。

在扩散加权成像（DWI）中，脑膜瘤的表观扩散系数（ADC）值不具备特异性，但也有一定的参考价值。通常来说，高级别脑膜瘤的ADC值较低，但部分低级别脑膜瘤可表现出类似特征。

在磁共振波谱分析（Magnetic resonance spectroscopy，MRS）中，脑膜瘤的胆碱（Cho）水平通常较高，N-乙酰天冬氨酸（NAA）水平通常降低或缺如，会出现特异性丙氨酸（Alanine，Ala）峰。

在磁共振灌注成像（Perfusion weighted imaging，PWI）中，脑膜瘤通常会显示较高的相对脑血流量

（rCBF）和相对脑血容量（rCBV）。如在DSC序列上，脑膜瘤的信号强度在钆造影剂的快速注射后通常不能恢复至50%的基线水平；而在动脉自旋标记（ASL）中，灌注显示脑膜瘤的rCBF出现明显上升，特别是血管瘤型脑膜瘤。

第二节　分子影像

PET-CT是一种可以提供有关脑膜瘤生化和生理数据的成像方式。PET成像中最广泛使用的放射性药物是2-氟-2-脱氧-D-葡萄糖，即^{18}F-FDG。然而，大脑皮层对FDG有生理性的高摄取，故在炎症过程中也会出现FDG积聚，从而降低FDG-PET在脑肿瘤诊断中的准确性。因此，更多不同且更具体的放射性配基被用于脑肿瘤的诊断。在几乎所有的脑膜瘤中都有生长抑素受体Ⅱ（Somatostatin ReceptorⅡ，SSTRⅡ）的高表达，所以SSTR-PET是目前特异性最强的脑膜瘤检查方法。脑膜瘤与SSTR的高特异性结合特性使SSTR-PET可用于脑膜瘤与神经鞘瘤等颅内肿瘤鉴别诊断。由于示踪剂无法穿过血脑屏障，周围相邻的组织结构对SSTR的摄取率通常较低，因而SSTR-PET上肿瘤与周围组织背景的对比非常明显。在骨浸润或颅底脑膜瘤患者中，单纯的CT和MRI通常无法准确反映肿瘤与周围组织结构的关系，此时可考虑行SSRT-

PET检查。

表5-5-1　不同WHO分级脑膜瘤影像学特征

| 病理分级 | CT | MRI | | | | PET-CT |
		T1WI	T2WI	FLAIR	T1C	
低级别	等密度或稍高密度，部分可见钙化，溶骨性骨质破坏少见	稍低或等信号	稍高信号或等信号	等信号或高信号	边界清楚、光滑，均匀明显强化	低代谢
高级别	密度不均、形态不规则、边界不清、包膜不完整，可见溶骨性骨质破坏	混杂信号	混杂信号	混杂信号	不均匀强化，出现局部脑浸润、坏死或囊变	高代谢

注：低级别为WHO 1级，高级别为WHO 2级和3级。

第三节　智能化诊断

近年来，智能化诊疗成为医学发展的新趋势，基于人工智能（Artificial intelligence，AI）的计算机辅助诊断研究的发展为肿瘤治疗实现精准化、个体化、全程化提供了可能性。在既往有关于脑膜瘤的研究中，以机器学习（Machine Learning，ML）和深度学习（Deep Learning，DL）为代表的AI技术表现优异，基于图像分割网络和目标分类网络完成了诸如瘤体图像分割、肿瘤术前分级、Ki-67增值指数预测等临床任务。与人眼相比，计算机可以更准确地识别图像灰阶值，进而更有效地量化并分析医学影像中深层的图像特征，能在像素水平探索数据之间的潜在联系。基于这种能力，未来AI可以突破影像-病理的壁垒，建立影像学特征与肿瘤异质性、细胞及基因水平之间的联系，为临床的准确诊断和患者咨询提供有价值的信息，为制定精准化治疗方案和预测患者治疗反应提供帮助。

第四节　鉴别诊断

1　听神经鞘瘤

听神经鞘瘤起源于前庭神经鞘膜的雪旺氏细胞，为桥小脑角区最常见颅内脑外良性肿瘤。典型听神经鞘瘤的影像学特点为：①肿瘤主体位于桥小脑角区，内听道扩大呈喇叭状，这是诊断要点；②CT表现以等密度为主，出现囊变时可见低密度区，极少数出血时可见斑片状高密度，但极少出现钙化；③MRIT1WI呈等或低信号，T2WI呈较高信号，常有囊变或出血呈混杂信号，强化不均匀；④患侧听神经增粗；⑤瘤周多无水肿。

发生于桥小脑角并伴有内听道强化的脑膜瘤易误诊为听神经鞘瘤，鉴别要点如下：①典型脑膜瘤CT平扫常呈等密度，但密度高于听神经鞘瘤，而MRIT1WI信号多呈稍低信号，T2WI信号呈稍高信号。②脑膜瘤囊变及出血现象极少，常合并有钙化，增强扫描大部分可见脑膜尾征，并可见瘤周水肿；③多不累及患侧听神经，但极少数不典型脑膜瘤会累及患侧听神经并强化，需要病理学诊断。

2 脑膜转移瘤

颅内转移是晚期癌症最常见的神经系统并发症，以脑实质转移最常见的部，但也可累及脑膜。颅内脑膜转移瘤 MRI 表现可分 3 类：①典型的脑膜转移瘤表现为范围较广的硬脑膜中度增厚，增强后明显均匀强化；②部分脑膜转移瘤表现为似硬膜下血肿影，沿颅骨内板分布的、轻微弥漫性硬脑膜增厚；③少数表现为脑膜瘤样肿块。脑膜转移瘤 T1WI 呈低信号，T2WI 呈高信号，增强扫描一般呈明显强化，可存在"脑膜尾征"，因此传统 MRI 对脑膜转移瘤与脑膜瘤的鉴别价值不大。有研究认为磁共振波谱成像、T2 灌注成像、弥散加权像、表观弥散系数和 ^{11}C-蛋氨酸 PET-CT 有助于二者的鉴别。已报道肺癌、乳腺癌、滤泡状性甲状腺癌、前列腺癌及血液系统恶性肿瘤颅内转移可呈类似脑膜瘤样肿块型，对合并上述病史者，若有相关的临床和影像学表现，即应考虑脑膜转移瘤可能。

3 孤立性纤维性肿瘤

孤立性纤维性肿瘤，旧称血管外皮细胞瘤，是一种影像学表现非常类似于血管瘤型脑膜瘤的交界性肿瘤。颅内孤立性纤维性肿瘤通常起源于硬脑膜，多位于幕上，多数分叶明显，形状不规则，血供丰富，常表现为体积较大且局部侵袭性的硬脑膜肿块，有侵蚀邻近颅骨的倾向。二者影像学非常相似，即CT平扫多呈等或稍高密度，T1WI多呈等或稍低信号，T2WI多呈等或稍高信号，增强扫描均明显强化，均可出现"脑膜尾征"。二者鉴别诊断要点为：①颅内孤立性纤维性肿瘤多出现瘤体内部的囊变和坏死，增强后呈不均匀强化；②孤立性纤维性肿瘤强化程度更高，血管流空信号影更多；③孤立性纤维性肿瘤多引起颅骨侵蚀破坏，而脑膜瘤颅骨改变多为增生变厚。

4 原发性硬脑膜淋巴瘤

原发性硬脑膜淋巴瘤常见于大脑镰、小脑幕和鞍旁区区域，与脑膜瘤相比，血管源性水肿更常见，CT呈高密度，可出现骨质增生和骨质侵蚀；T1WI呈低信号，T2WI呈等至低信号，DWI像上呈扩散受限表现；增强后明显均匀强化，可出现硬脑膜尾征。该肿瘤代谢活跃，FDG-PET显示大量示踪剂摄取，有利于与脑膜瘤相鉴别。

— 第六章 —

治疗策略

第一节 观察

随着神经影像学发展及广泛应用，大量无症状脑膜瘤被诊断，并逐年增加。普通人群行头部MRI偶然发现脑膜瘤比例为0.9%~1.0%。前瞻性观察研究已证实75%的偶然发现脑膜瘤瘤体5年内增加15%以上，但所有病例均未出现肿瘤相关症状，且超过60%肿瘤呈自限性生长。目前主张对于偶然发现的脑膜瘤、无症状且直径小于3cm的脑膜瘤或老年无症状脑膜瘤建议动态随访，在发现后3~6月进行一次MRI随访，若病变无变化则每年行一次MRI检查了解病变进展情况，若病变继续无明显进展5年后可每2年一次头部MRI扫描。但在鞍区等区域肿瘤增大易引起神经功能受损，其观察需特别慎重，随访周期应相应缩短。

第二节 手术治疗

症状性脑膜瘤或进展性脑膜瘤首选手术治疗。手术治疗目的为切除病变，缓解肿瘤引起相关症状，同时获取标本明确病理性质和分子靶点等，为后续治疗提供依据。脑膜瘤手术治疗基本原则为最大限度安全切除肿瘤、降低复发率，同时尽量保留神经功能，改善术后生存质量。肿瘤切除范围是脑膜瘤预后的重要因素，目前常采用Simpson分级法定义肿瘤切除程度，即肿瘤全切除并切除肿瘤累及的硬膜和颅骨为Simpson I级切除、肿瘤全切除并电凝肿瘤累及硬膜为Simpson II级切除、肿瘤全切除但未对肿瘤附着硬膜进行处理为SimpsonIII级切除、肿瘤部分切除为Simpson IV级切除和仅行瘤体减压或活检为Simpson V级切除。肿瘤的切除程度与肿瘤部位、质地、大小及肿瘤与毗邻重要血管神经的关系等密切相关。

脑膜瘤手术治疗主要依据肿瘤基底附着部位、生长方向和肿瘤大小选择手术入路。对嗅沟脑膜瘤目前常采用纵裂间入路、额下入路、眶外侧入路或经鼻入路；鞍结节或鞍隔脑膜瘤可采用经颅入路或经鼻入路；蝶骨嵴或床突旁脑膜瘤可采用翼点入路、眶颧入路或Dolenc入路等；桥小脑角区脑膜瘤可采用乙状窦后入路、乙状窦前入路或远外侧入路；岩斜区脑膜瘤可采用岩前入路、岩后入路或岩前岩后联合入路等；镰幕区脑膜瘤主要采用枕部经天幕入路或天幕下小脑上入路；侧脑室三角区脑膜瘤常采用经皮层入路或经纵裂经胼胝体入路等。

为提高脑膜瘤手术安全首先应基于神经影像学资料详细了解肿瘤基底、血供来源、与重要血管神经的关系做好术前准备和选择合理手术入路；其次遵循"4D"手术策略，即断血供（Devascularization）、断基底（Detachment）、分块切除（De-bulking）和锐性解剖（Dissection）；另外应重视引流静脉保护；最后对于功能区病变或颅底脑膜瘤应尽可能在术中影像导航和术中电生理监测等技术辅助下进行。

第三节 放疗

放疗主要用于无症状且体积小的脑膜瘤、术后残留或复发脑膜瘤、高龄患者以及全身情况差不能耐受手术的症状性脑膜瘤。脑膜瘤的放疗主要包括立体定向放射外科、常规分割外放疗和核素治疗。尽管放疗相对手术创伤小，风险低，但仍可能出现脑水肿、放射性坏死、放射性脑病及神经损伤等暂时或永久性并发症。

1 立体定向放射外科

立体定向放射外科（SRS）主要包括伽马刀、X刀、射波刀和质子刀等，目前临床最常用的为伽马刀。SRS主要用于肿瘤直径小于3cm但全身情况较差的症状性脑膜瘤，WHO 1-2级脑膜瘤术后残留或术后复发者，以及部分小于3cm的无症状脑膜瘤。研究表明，伽玛刀治疗直径小于3cm的颅内脑膜瘤，其肿瘤生长控制率与Simpson I级切除效果相当，但伽玛刀治疗后肿瘤一般不会消失。伽玛刀治疗脑膜瘤的放射处方剂量一般为12~16Gy，肿瘤边缘等剂量曲线一般为40%~50%，但需要根据肿瘤部位、体积、毗邻结构、是否复发以及患者年龄等因素，设计个体化的剂量方案。对于体积大于8ml的稍大脑膜瘤，部分学者主张采用分次或分期伽玛刀治疗，多为剂量分次，单次处方剂量一般为8~10Gy，两次治疗间隔时间为3~6个月。

2　常规分割外放疗

常规分割放疗主要用于WHO 3级脑膜瘤的术后治疗，也适用于开颅术后肿瘤残留体积大或基底宽的WHO 1-2级脑膜瘤，以及部分肿瘤直径大于3cm或基底宽但全身情况较差的症状性脑膜瘤的初始治疗。治疗颅内脑膜瘤常用的分割外放疗方法包括分割调强放疗和三维分割适形放疗，总剂量一般为54~60Gy，分割剂量为200~240cGy/次。

3　核素治疗

核素治疗在脑膜瘤治疗中使用较少，主要用于难治性脑膜瘤或复发脑膜瘤治疗。脑膜瘤特异性高表达生长抑素ⅡA受体，生长抑素ⅡA介导的核素治疗对脑膜瘤具有特异性，有临床研究显示生长抑素ⅡA介导的核素治疗对脑膜瘤有效，但尚需进一步的临床研究验证。

第四节　药物治疗

药物治疗主要用于无法再进行手术治疗或放疗的脑膜瘤，目前对脑膜瘤尚无确切有效的药物治疗。化疗药物（羟基脲、替莫唑胺、伊立替康、曲贝替定等）、生长抑素类似物（兰瑞肽、奥曲肽、帕瑞肽等）、靶向药物（贝伐单抗、伊马替尼、厄洛替尼、吉非替尼、瓦他拉尼、舒尼替尼等）、激素（米非司酮等）和干扰素-α等药物已用于脑膜瘤临床治疗研究。

第五节　中医治疗

脑膜瘤中医治疗仅针对早期神经功能损害不严重的患者或术后需要中医调理的患者。"头"通过经络与脏腑相连，不同部位之脑膜瘤与相关经络及脏腑密切相关。凡诊头疾者，当先审久暂，次辨表里。盖暂病者，必因邪气；久病者必兼元气。故暂病者，当重邪气，久病当重元气。其辨之法，太阳在后，阳明在前，少阳在侧，实证和虚证之所当辨也。所以脑膜瘤之辨证论治分实证和虚证两大类，其实证分少阳头痛、痰湿阻滞型、肝阳上亢型和瘀血阻滞型四型，而虚证分肝肾亏虚型和气血虚弱型。大的原则是"扶正祛邪，攻补兼施"。中医依据望、闻、问、切四诊归纳为不同之证型，制定不同之治法，中西医结合治疗以达到缓解症状、提高疗效、延长生存期之目的。中医认为脑膜瘤患者以清淡饮食为主，尽量少食辛辣、肥甘和刺激性食物，勿情志过激、慎劳倦。

第六节　治疗流程图

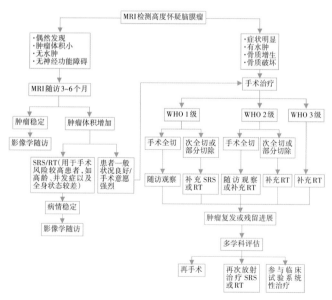

图 5-6-1　脑膜瘤治疗流程图

第七章

随访及预后

第一节 随访策略

脑膜瘤随访首选MRI，无法行MRI者可行CT扫描。脑膜瘤生长缓慢，以每年2~4mm的线性速率生长，但部分脑膜瘤可呈指数生长，因此脑膜瘤随访需根据肿瘤是否有症状、是否治疗以及WHO分级，并结合卫生经济学，个体化制定随访周期。脑膜瘤术后常在24~72h内进行MRI增强扫描以评估肿瘤残余情况。对WHO 1级脑膜瘤一般术后3月复查MRI，之后每年复查1次MRI，而对WHO 2级一般术后3月复查MRI之后每半年复查一次，具体随访策略见表5-7-1。随访观察若发现肿瘤复发或进展，应根据有无症状、病变进展快慢和全身情况等选择继续观察随访、手术或放疗等。

表5-7-1 不同级别脑膜瘤随访策略

脑膜瘤	5年内	5年后
WHO 1级或未治疗	每12个月	每24个月
WHO 2级	每6个月	每12个月
WHO 3级或复发	根据病情需要，每3~6月复查一次	

第二节 预后

1 生存率和复发率

评估脑膜瘤预后最有效的指标是病理分级（WHO分级）和肿瘤切除程度（Simpson分级）。尽管有些脑膜瘤采取了相对激进的治疗，WHO 1-3级脑膜瘤的10年生存期分别为83.7%、53%和0。良性和恶性颅内脑膜瘤的10年生存期分别为83.5%和58.3%，而良性和恶性脑脊膜瘤10年生存期明显高于颅内脑膜瘤，分别为95.6%和71.7%。WHO 1-3级脑膜瘤经Simpson 1级全切后5年复发率分别为7%~23%、50%~55%和72%~78%。

2 认知功能

脑膜瘤患者认知功能受损可出现于术前和术后，主要为记忆力、注意力和反应力等认知功能障碍。术前认知功能受损多源于肿瘤所在的解剖部位、肿瘤引起的颅内高压以及肿瘤导致的脑水肿。肿瘤位于额颞叶、肿瘤体积大、出现明显脑水肿和认知功能下降显著相关。术后认知功能受损可能与脑组织受损、使用抗癫痫药物和放疗有关。大于70岁的高龄患者更易出现认知功能损伤。接受手术治疗的患者中，12.3%会出现术后新发癫痫，40%存在认知功能或情感障碍（如焦虑或抑郁症状）。

第七章　随访及预后

— 第八章 ———

特殊人群脑膜瘤

第一节　妊娠合并脑膜瘤

妊娠期合并脑膜瘤的发生率很低，据估计为（1~4.5）/10万人，妊娠并不会增加脑膜瘤的发病率。目前对妊娠期脑膜瘤的自然史及最佳处理策略仍缺乏大样本研究证据，可参考经验认识均来源于个案报道。研究显示，妊娠期性激素变化、血容量增加、液体潴留增加等生理变化，会导致脑膜瘤的生长增快，瘤体增大，瘤周水肿加重，导致症状加重或出现新的神经功能障碍症状。妊娠期脑膜瘤常见症状包括头痛、恶心、呕吐等颅内压增高表现，以及肢体无力、失语、视力视野障碍、新发抽搐等局灶神经功能障碍。需要注意的是，恶心和呕吐也是妊娠的常见症状，但主要发生于孕早期，且随着孕期增加逐渐改善，而肿瘤引起的恶心、呕吐更可能出现在孕晚期，逐渐加重并可能伴随头痛等表现。新发抽搐需与子痫相鉴别，子痫发作通常为全身性发作，发作前通常有高血压、头痛等前驱症状，而肿瘤相关癫痫可能为局灶性发作，但也可很快继发全身性发作，有时难以发现局灶性发作。当临床怀疑妊娠期脑膜瘤时，推荐行头部MRI检查。MRI没有辐射，可以安全地用于妊娠患者，但通常不推荐应用造影剂。

对无症状的妊娠期脑膜瘤患者，可选择随访观察，同普通人群脑膜瘤的处理原则一致。对有颅内压增高或明显神经功能障碍的患者，常需行开颅手术切除肿瘤，但开颅手术的最佳时机尚无定论。对妊娠期脑膜瘤患者，建议整合患者的个体特征，基于以下原则制定个体化的治疗策略：①确保患者的生命安全和神经功能状况是首要诊疗目标，当患者出现颅内压增高、神经功能障碍加重、有脑疝风险时，优先行开颅手术切除颅内肿瘤；②充分考虑患方的妊娠意愿及孕周情况，以制定妊娠时长及分娩时机，在确保患者安全前提下，可尽量延长妊娠时间，为胎儿的发育、成熟和存活提供有利条件；③在颅内高压尚未解除时，分娩建议选择行全麻剖宫产；④建议组建多学科团队，包含神经外科、产科、麻醉科、围产医学、新生儿科等，对患者进行整合评估并制定个体化的治疗流程。

第二节 儿童脑膜瘤

儿童脑膜瘤十分罕见，在所有脑膜瘤中不到1%，约占所有儿童中枢神经系统肿瘤2%。2型神经纤维瘤病（NF2）和治疗性射线暴露是儿童脑膜瘤最相关的危险因素。研究显示，在儿童期接受过颅脑照射的癌症幸存者中，40岁前发生脑脊膜瘤的累积风险为5.6%。儿童脑膜瘤患者的男女比例约为1.3∶1。与成人脑膜瘤相比，儿童脑膜瘤更具侵袭性，不典型脑膜瘤和间变性脑膜瘤的比例更高，更易复发，这可能与儿童脑膜瘤临床病理特征和分子特征有关。荟萃分析显示，首次手术的切除程度是儿童脑膜瘤最相关的独立预后因素，而术前放疗无确切获益。因此，儿童脑膜瘤的首选治疗是积极手术切除，并达到全切。对次全切除的患者，建议再次手术以获最大限度的切除。次全切除和WHO 3级的儿童脑膜瘤患者，需要严密观察随访。无神经纤维瘤病的儿童脑膜瘤患者至少需随访10年，而合并NF2的儿童脑膜瘤患者应终生随访。

第三节　老年脑膜瘤

随着人均寿命延长，以及CT和MRI检查的普及应用，老年脑膜瘤患者的人数逐渐增多。在老年志愿者人群研究中，头部MRI检查发现脑膜瘤的比率约为2.5%。在制定老年脑膜瘤患者的处理策略时，除了肿瘤本身特征外，还需要整合患者的功能状态、预期寿命和卫生经济学等考量。对意外发现的、体积较小的无症状脑膜瘤，以及功能状态较差的老年患者，可选择观察随访。有研究发现，大部分无症状脑膜瘤在为期5年的随访期间都无明显进展。但对有症状或有进展风险的老年脑膜瘤，仍需要积极干预。研究显示，与中青年脑膜瘤相比，老年脑膜瘤患者中WHO 2级和3级脑膜瘤的比例更高，手术后3个月的死亡率更高，中位总生存期更短，但无进展生存期无明显差异。接受手术治疗的老年脑膜瘤患者，与年龄相匹配的普通人群相比，其生存时间并未受到显著影响。因此，手术对老年脑膜瘤患者仍是安全可行的，但有时需权衡手术切除程度与手术时长及术后并发症风险等。对肿瘤较小或肿瘤切除风险过高的老年患者，可选择立体定向放疗代替手术。研究显示，老年脑膜瘤患者在放疗后5年的局部控制率和病因特异性生存率均大于90%，治疗相关的毒性小，并且无新发神经功能障碍。

— 第九章 —

未来研究方向

第一节 多组学诊断方式

将基因组、分子特征与组织病理学特征相整合正将提高我们对脑膜瘤诊断的准确性。新发现的生物学标志物和治疗靶点，为设计前瞻性临床试验带来希望，并为未来药物干预提出了新的、可靶向的途径。除分子标志物外，放射组学在改善脑膜瘤诊断中作用明显，且无诊断活检等相关有创操作风险。使用先进的成像技术（如超高场强的MRI）可进一步改进放射组学的AI学习模型，这将加速基于AI的决策支持系统转化为日常临床实践。未来用人工智能算法将放射组学与脑膜瘤的分子图谱等特征整合起来可以更准确的评估脑膜瘤的分级及预后，并指导脑膜瘤的治疗。

第二节 临床前模型建立

与二维细胞培养相比，体外3D培养的类器官模型培养耗时短、成功率高，能更好地模拟肿瘤的自然发展规律，且涵盖在体肿瘤的组织学和分子特征，更适合高通量药物筛选测试，因此类器官可能是脑膜瘤基础研究、药物开发和个体化治疗非常好的一个模型。当然，类器官也存在其内在的局限性，如缺乏与周围正常组织之间的相互作用。脑膜瘤体内模型中的PDX模型虽不能完全模拟患者体内的肿瘤微环境，但却是新药临床前测试的主要模型。

尽管不同的脑膜瘤模型存在诸多缺点，但随着细胞培养、异种移植物成像技术、CRISP/Cas9等基因编辑技术的进步，结合脑膜瘤中新发现的生物学特征，为开发更可靠、更具代表性的肿瘤模型提供了希望，这对更深入了解脑膜瘤的生物学机制和开展临床前药物评估至关重要。

第三节 新兴的治疗方式

目前正在进行许多针对脑膜瘤的靶向治疗，部分研究取得了可喜的结果。在未来研究中，加速发现新的靶点及信号通路将有望为药物开发提供新思路。在组织学基础上，使用标准化的成像技术，制定标准化的疾病反应评估体系和适当的临床试验终点，将有助于临床试验的开展和加速脑膜瘤患者新疗法的开发。当前免疫治疗研究中一个有希望的领域是淋巴细胞浸润与脑膜瘤遗传特征和肿瘤学结果之间的关系。未来需要深入研究免疫微环境与脑膜瘤分子遗传特征之间的复杂关系，明确免疫细胞及其在肿瘤内的分布和淋巴细胞类别（如CD4$^+$/CD8$^+$），识别与特定免疫细胞浸润相关的突变等，这将有助于为脑膜瘤免疫治疗的机制奠定理论基础。

[1] OSTROM QT，CIOFFI G，WAITE K，et al. CBTRUS Statistical Report：Primary Brain and Other Central Nervous System Tumors Diagnosed in the United States in 2014−2018[J]. Neuro Oncol. 2021；23（12 Suppl 2）：Ⅲ1−Ⅲ105.

[2] 樊代明. 整合肿瘤学·基础卷[M]. 西安：世界图书出版西安有限公司，2021.

[3] HOLLECZEK B，ZAMPELLA D，URBSCHAT S，et al. Incidence，mortality and outcome of meningiomas：A population−based study from Germany[J]. Cancer Epidemiol. 2019；62：101562.

[4] TENG H，LIU Z，YAN O，et al. Lateral Ventricular Meningiomas：Clinical Features，Radiological Findings and Long−Term Outcomes[J]. Cancer Manag Res. 2021；13：6089−6099.

[5] MOHAMMAD MH，CHAVREDAKIS E，ZAKARIA R，et al. A national survey of the management of patients with incidental meningioma in the United Kingdom[J]. Br J Neurosurg. 2017；31（4）：459−463.

[6] MAGILL ST，YOUNG JS，CHAE R，et al. Relationship between tumor location，size，and WHO grade in meningioma[J]. Neurosurg Focus. 2018；44（4）：E4.

[7] 张丽，张声，刘雪咏，等. 脑室内脑膜瘤临床病理特征[J]. 中华病理学杂志，2019，48（2）：4.

[8] LOUIS DN，PERRY A，WESSELING P，et al. The 2021 WHO Classification of Tumors of the Central Nervous System：a summary[J]. Neuro Oncol. 2021；23（8）：1231−1251.

[9] KSHETTRY VR，OSTROM QT，KRUCHKO C，et al. Descriptive epidemiology of World Health Organization grades Ⅱ and Ⅲ intracranial meningiomas in the United States[J]. Neuro Oncol.

2015; 17 (8): 1166-1173.

[10] ALLÈS B, POUCHIEU C, GRUBER A, et al. Dietary and Alcohol Intake and Central Nervous System Tumors in Adults: Results of the CERENAT Multicenter Case-Control Study[J]. Neuroepidemiology. 2016; 47 (3-4): 145-154.

[11] BOWERS DC, NATHAN PC, CONSTINE L, et al. Subsequent neoplasms of the CNS among survivors of childhood cancer: a systematic review[J]. Lancet Oncol. 2013; 14 (8): e321-328.

[12] BOWERS DC, MOSKOWITZ CS, CHOU JF, et al. Morbidity and Mortality Associated With Meningioma After Cranial Radiotherapy: A Report From the Childhood Cancer Survivor Study [J]. J Clin Oncol. 2017; 35 (14): 1570-1576.

[13] PRESTON DL, RON E, YONEHARA S, et al. Tumors of the nervous system and pituitary gland associated with atomic bomb radiation exposure[J]. J Natl Cancer Inst. 2002; 94 (20): 1555-1563.

[14] CLAUS EB, CALVOCORESSI L, BONDY ML, et al. Dental x-rays and risk of meningioma[J]. Cancer. 2012; 118 (18): 4530-4537.

[15] CARLBERG M, SÖDERQVIST F, HANSSON MILD K, et al. Meningioma patients diagnosed 2007-2009 and the association with use of mobile and cordless phones: a case-control study[J]. Environ Health. 2013; 12 (1): 60.

[16] HAGE M, PLESA O, LEMAIRE I, et al. Estrogen and Progesterone Therapy and Meningiomas[J]. Endocrinology. 2022; 163 (2).

[17] WEILL A, NGUYEN P, LABIDI M, et al. Use of high dose cyproterone acetate and risk of intracranial meningioma in women: cohort study[J]. Bmj. 2021; 372: n37.

[18] ABI JAOUDE S, PEYRE M, DEGOS V, et al. Validation of

a scoring system to evaluate the risk of rapid growth of intracranial meningiomas in neurofibromatosis type 2 patients[J]. J Neurosurg. 2020; 134 (5): 1377-1385.

[19] ABEDALTHAGAFI M, BI WL, AIZER AA, et al. Oncogenic PI3K mutations are as common as AKT1 and SMO mutations in meningioma[J]. Neuro Oncol. 2016; 18 (5): 649-655.

[20] BRASTIANOS PK, HOROWITZ PM, SANTAGATA S, et al. Genomic sequencing of meningiomas identifies oncogenic SMO and AKT1 mutations[J]. Nat Genet. 2013; 45 (3): 285-289.

[21] SHANKAR GM, ABEDALTHAGAFI M, VAUBEL RA, et al. Germline and somatic BAP1 mutations in high-grade rhabdoid meningiomas[J]. Neuro Oncol. 2017; 19 (4): 535-545.

[22] SHANKAR GM, SANTAGATA S. BAP1 mutations in high-grade meningioma: implications for patient care[J]. Neuro Oncol. 2017; 19 (11): 1447-1456.

[23] SAHM F, SCHRIMPF D, STICHEL D, et al. DNA methylation-based classification and grading system for meningioma: a multicentre, retrospective analysis[J]. Lancet Oncol. 2017; 18 (5): 682-694.

[24] NASSIRI F, LIU J, PATIL V, et al. A clinically applicable integrative molecular classification of meningiomas[J]. Nature. 2021; 597 (7874): 119-125.

[25] YOUNGBLOOD MW, MIYAGISHIMA DF, JIN L, et al. Associations of meningioma molecular subgroup and tumor recurrence[J]. Neuro Oncol. 2021; 23 (5): 783-794.

[26] MIRIAN C, DUUN-HENRIKSEN AK, JURATLI T, et al. Poor prognosis associated with TERT gene alterations in meningioma is independent of the WHO classification: an individual patient data meta-analysis[J]. J Neurol Neurosurg Psychiatry. 2020; 91 (4): 378-387.

[27] SIEVERS P, HIELSCHER T, SCHRIMPF D, et al. CD-

KN2A / B homozygous deletion is associated with early recurrence in meningiomas[J]. Acta Neuropathol. 2020；140（3）：409-413.

[28] HUNTOON K，TOLAND AMS，DAHIYA S. Meningioma：A Review of Clinicopathological and Molecular Aspects[J]. Front Oncol. 2020；10：579599.

[29] LEE YS，LEE YS. Molecular characteristics of meningiomas[J]. J Pathol Transl Med. 2020；54（1）：45-63.

[30] 张华，张建国，胡文瀚，等.幕上脑膜瘤继发癫痫的危险因素分析及手术治疗效果[J]. 中华神经外科杂志，2018，034（012）：1192-1196.

[31] HARWARD SC，ROLSTON JD，ENGLOT DJ. Seizures in meningioma[J]. Handb Clin Neurol. 2020；170：187-200.

[32] BAUMGARTEN P，SARLAK M，BAUMGARTEN G，et al. Focused review on seizures caused by meningiomas[J]. Epilepsy Behav. 2018；88：146-151.

[33] DEMONTE F，RAZA SM. Olfactory groove and planum meningiomas[J]. Handb Clin Neurol. 2020；170：3-12.

[34] MAGILL ST，VAGEFI MR，EHSAN MU，et al. Sphenoid wing meningiomas[J]. Handb Clin Neurol. 2020；170：37-43.

[35] MAGILL ST，MCDERMOTT MW. Tuberculum sellae meningiomas[J]. Handb Clin Neurol. 2020；170：13-23.

[36] DOUGLAS VP，DOUGLAS KAA，CESTARI DM. Optic nerve sheath meningioma[J]. Curr Opin Ophthalmol. 2020；31（6）：455-461.

[37] AUM D，RASSI MS，AL-MEFTY O. Petroclival meningiomas and the petrosal approach[J]. Handb Clin Neurol. 2020；170：133-141.

[38] ALI MS，MAGILL ST，MCDERMOTT MW. Petrous face meningiomas[J]. Handb Clin Neurol. 2020；170：157-165.

[39] RAHEJA A，COULDWELL WT. Cavernous sinus meningioma

[J]. Handb Clin Neurol. 2020；170：69-85.

[40] HUANG RY，BI WL，GRIFFITH B，et al. Imaging and diagnostic advances for intracranial meningiomas[J]. Neuro Oncol. 2019；21（Suppl 1）：i44-i61.

[41] 肖华伟，徐健，王相权，等. CT动态血管成像术前评估脑膜瘤[J]. 中国介入影像与治疗学，2020，17（6）：4.

[42] GOLDBRUNNER R，MINNITI G，PREUSSER M，et al. EANO guidelines for the diagnosis and treatment of meningiomas[J]. Lancet Oncol. 2016；17（9）：e383-391.

[43] GALLDIKS N，ALBERT NL，SOMMERAUER M，et al. PET imaging in patients with meningioma-report of the RANO/PET Group[J]. Neuro Oncol. 2017；19（12）：1576-1587.

[44] NOWOSIELSKI M，GALLDIKS N，IGLSEDER S，et al. Diagnostic challenges in meningioma[J]. Neuro Oncol. 2017；19（12）：1588-1598.

[45] 尹腾昆，王守森. 上矢状窦旁脑膜瘤患者镰状窦的MRV研究[J]. 中国临床解剖学杂志，2020，38（5）：5.

[46] GOLDBRUNNER R，STAVRINOU P，JENKINSON MD，et al. EANO guideline on the diagnosis and management of meningiomas[J]. Neuro Oncol. 2021；23（11）：1821-1834.

[47] TAMRAZI B，SHIROISHI MS，LIU CS. Advanced Imaging of Intracranial Meningiomas[J]. Neurosurg Clin N Am. 2016；27（2）：137-143.

[48] 刘庆旭，陈月芹，刘晓龙，等. 对比分析颅内血管外皮瘤与血管瘤型脑膜瘤MRI特点[J]. 临床放射学杂志，2020（10）：5.

[49] FRICONNET G，ESPÍNDOLA ALA VH，JANOT K，et al. MRI predictive score of pial vascularization of supratentorial intracranial meningioma[J]. Eur Radiol. 2019；29（7）：3516-3522.

[50] KOUSI E，TSOUGOS I，FOUNTAS K，et al. Distinct peak at

神经肿瘤

参考文献

3.8 ppm observed by 3T MR spectroscopy in meningiomas, while nearly absent in high-grade gliomas and cerebral metastases[J]. Mol Med Rep. 2012；5（4）：1011-1018.

[51] KOIZUMI S, SAKAI N, KAWAJI H, et al. Pseudo-continuous arterial spin labeling reflects vascular density and differentiates angiomatous meningiomas from non-angiomatous meningiomas[J]. J Neurooncol. 2015；121（3）：549-556.

[52] QIAO XJ, KIM HG, WANG DJJ, et al. Application of arterial spin labeling perfusion MRI to differentiate benign from malignant intracranial meningiomas[J]. Eur J Radiol. 2017；97：31-36.

[53] 叶爱华，苗焕民，马新星，等. MRI在颅内血管周细胞瘤与血管瘤型脑膜瘤鉴别诊断中的价值[J]. 临床放射学杂志，2019（2）：4.

[54] SILVA CB, ONGARATTI BR, TROTT G, et al. Expression of somatostatin receptors （SSTR1-SSTR5） in meningiomas and its clinicopathological significance[J]. Int J Clin Exp Pathol. 2015；8（10）：13185-13192.

[55] GRZBIELA H, TARNAWSKI R, D'AMICO A, et al. The Use of 68Ga-DOTA-（Tyr3）-Octreotate PET/CT for Improved Target Definition in Radiotherapy Treatment Planning of Meningiomas - A Case Report[J]. Curr Radiopharm. 2015；8（1）：45-48.

[56] ESTEVA A, ROBICQUET A, RAMSUNDAR B, et al. A guide to deep learning in healthcare[J]. Nat Med. 2019；25（1）：24-29.

[57] KLEPPE A, SKREDE OJ, DE RAEDT S, et al. Designing deep learning studies in cancer diagnostics[J]. Nat Rev Cancer. 2021；21（3）：199-211.

[58] CHEN C, CHENG Y, XU J, et al. Automatic Meningioma Segmentation and Grading Prediction：A Hybrid Deep-Learn-

ing Method[J]. J Pers Med. 2021；11（8）.

[59] ZHANG H，MO J，JIANG H，et al. Deep Learning Model for the Automated Detection and Histopathological Prediction of Meningioma[J]. Neuroinformatics. 2021；19（3）：393-402.

[60] KHANNA O，FATHI KAZEROONI A，FARRELL CJ，et al. Machine Learning Using Multiparametric Magnetic Resonance Imaging Radiomic Feature Analysis to Predict Ki-67 in World Health Organization Grade I Meningiomas[J]. Neurosurgery. 2021；89（5）：928-936.

[61] HÅBERG AK，HAMMER TA，KVISTAD KA，et al. Incidental Intracranial Findings and Their Clinical Impact；The HUNT MRI Study in a General Population of 1006 Participants between 50-66 Years[J]. PLoS One. 2016；11（3）：e0151080.

[62] BEHBAHANI M，SKEIE GO，EIDE GE，et al. A prospective study of the natural history of incidental meningioma-Hold your horses![J]. Neurooncol Pract. 2019；6（6）：438-450.

[63] LEE EJ，KIM JH，PARK ES，et al. A novel weighted scoring system for estimating the risk of rapid growth in untreated intracranial meningiomas[J]. J Neurosurg. 2017；127（5）：971-980.

[64] ISLIM AI，KOLAMUNNAGE-DONA R，MOHAN M，et al. A prognostic model to personalize monitoring regimes for patients with incidental asymptomatic meningiomas[J]. Neuro Oncol. 2020；22（2）：278-289.

[65] MOREAU JT，HANKINSON TC，BAILLET S，et al. Individual-patient prediction of meningioma malignancy and survival using the Surveillance，Epidemiology，and End Results database[J]. NPJ Digit Med. 2020；3：12.

[66] 李洋，袁贤瑞，谢源阳，等. 前床突脑膜瘤的显微手术治疗及疗效影响因素分析[J]. 中华神经外科杂志，2019，35（5）：6.

参考文献

[67] PALDOR I，AWAD M，SUFARO YZ，et al. Review of contro-
versies in management of non-benign meningioma[J]. J Clin
Neurosci. 2016；31：37-46.

[68] NANDA A，MAITI TK，BIR SC，et al. Olfactory Groove Me-
ningiomas：Comparison of Extent of Frontal Lobe Changes Af-
ter Lateral and Bifrontal Approaches[J]. World Neurosurg.
2016；94：211-221.

[69] 马翔宇，刘士宝，郝怀勇，等. 经颞顶直切口皮质造瘘术
在切除侧脑室三角区脑膜瘤中的应用[J]. 中华神经外科杂
志，2020，36（1）：4.

[70] MESKAL I，GEHRING K，RUTTEN GJ，et al. Cognitive
functioning in meningioma patients：a systematic review[J]. J
Neurooncol. 2016；128（2）：195-205.

[71] BOMMAKANTI K，SOMAYAJULA S，SUVARNA A，et al.
Pre-operative and post-operative cognitive deficits in patients
with supratentorial meningiomas[J]. Clin Neurol Neurosurg.
2016；143：150-158.

[72] HENDRIX P，HANS E，GRIESSENAUER CJ，et al. Neuro-
cognitive Function Surrounding the Resection of Frontal WHO
Grade I Meningiomas：A Prospective Matched-Control Study
[J]. World Neurosurg. 2017；98：203-210.

[73] MESKAL I，GEHRING K，VAN DER LINDEN SD，et al.
Cognitive improvement in meningioma patients after surgery：
clinical relevance of computerized testing[J]. J Neurooncol.
2015；121（3）：617-625.

[74] KUNZ WG，JUNGBLUT LM，KAZMIERCZAK PM，et al.
Improved Detection of Transosseous Meningiomas Using（68）
Ga-DOTATATE PET/CT Compared with Contrast-Enhanced
MRI[J]. J Nucl Med. 2017；58（10）：1580-1587.

[75] MUSKENS IS，BRICENO V，OUWEHAND TL，et al. The
endoscopic endonasal approach is not superior to the microscop-

ic transcranial approach for anterior skull base meningiomas-a meta-analysis[J]. Acta Neurochir (Wien) . 2018; 160 (1): 59-75.

[76] BIR SC, PATRA DP, MAITI TK, et al. Direct Comparison of Gamma Knife Radiosurgery and Microsurgery for Small Size Meningiomas[J]. World Neurosurg. 2017; 101: 170-179.

[77] PATIBANDLA MR, LEE CC, TATA A, et al. Stereotactic radiosurgery for WHO grade I posterior fossa meningiomas: long-term outcomes with volumetric evaluation[J]. J Neurosurg. 2018; 129 (5): 1249-1259.

[78] COHEN-INBAR O, TATA A, MOOSA S, et al. Stereotactic radiosurgery in the treatment of parasellar meningiomas: long-term volumetric evaluation[J]. J Neurosurg. 2018; 128 (2): 362-372.

[79] ALFREDO C, CAROLIN S, GÜLIZ A, et al. Normofractionated stereotactic radiotherapy versus CyberKnife-based hypofractionation in skull base meningioma: a German and Italian pooled cohort analysis[J]. Radiat Oncol. 2019; 14 (1): 201.

[80] MARCHETTI M, CONTI A, BELTRAMO G, et al. Multisession radiosurgery for perioptic meningiomas: medium-to-long term results from a CyberKnife cooperative study[J]. J Neurooncol. 2019; 143 (3): 597-604.

[81] RYDZEWSKI NR, LESNIAK MS, CHANDLER JP, et al. Gross total resection and adjuvant radiotherapy most significant predictors of improved survival in patients with atypical meningioma[J]. Cancer. 2018; 124 (4): 734-742.

[82] ROGERS L, ZHANG P, VOGELBAUM MA, et al. Intermediate-risk meningioma: initial outcomes from NRG Oncology RTOG 0539[J]. J Neurosurg. 2018; 129 (1): 35-47.

[83] ROGERS CL, WON M, VOGELBAUM MA, et al. High-risk Meningioma: Initial Outcomes From NRG Oncology / RTOG

0539[J]. Int J Radiat Oncol Biol Phys. 2020；106（4）：790-799.

[84] WEBER DC，ARES C，VILLA S，et al. Adjuvant postoperative high-dose radiotherapy for atypical and malignant meningioma：A phase-Ⅱ parallel non-randomized and observation study（EORTC 22042-26042）[J]. Radiother Oncol. 2018；128（2）：260-265.

[85] VASUDEVAN HN，BRAUNSTEIN SE，PHILLIPS JJ，et al. Comprehensive Molecular Profiling Identifies FOXM1 as a Key Transcription Factor for Meningioma Proliferation[J]. Cell Rep. 2018；22（13）：3672-3683.

[86] FIORAVANZO A，CAFFO M，DI BONAVENTURA R，et al. A Risk Score Based on 5 Clinico-Pathological Variables Predicts Recurrence of Atypical Meningiomas[J]. J Neuropathol Exp Neurol. 2020；79（5）：500-507.

[87] BRASTIANOS PK，GALANIS E，BUTOWSKI N，et al. Advances in multidisciplinary therapy for meningiomas[J]. Neuro Oncol. 2019；21（Suppl 1）：i18-i31.

[88] JENKINSON MD，JAVADPOUR M，HAYLOCK BJ，et al. The ROAM/EORTC-1308 trial：Radiation versus Observation following surgical resection of Atypical Meningioma：study protocol for a randomised controlled trial[J]. Trials. 2015；16：519.

[89] JENKINSON MD，WEBER DC，HAYLOCK BJ，et al. Letter to the Editor. Phase Ⅲ randomized controlled trials are essential to properly evaluate the role of radiotherapy in WHO grade Ⅱ meningioma[J]. J Neurosurg. 2018；129（4）：1104-1105.

[90] PREUSSER M，SILVANI A，LE RHUN E，et al. Trabectedin for recurrent WHO grade 2 or 3 meningioma：a randomized phase 2 study of the EORTC Brain Tumor Group（EORTC-1320-BTG）[J]. Neuro Oncol. 2021.

[91] KALEY T，BARANI I，CHAMBERLAIN M，et al. Historical benchmarks for medical therapy trials in surgery – and radiation-refractory meningioma：a RANO review[J]. Neuro Oncol. 2014；16（6）：829-840.

[92] FURTNER J，SCHÖPF V，SEYSTAHL K，et al. Kinetics of tumor size and peritumoral brain edema before，during，and after systemic therapy in recurrent WHO grade Ⅱ or Ⅲ meningioma[J]. Neuro Oncol. 2016；18（3）：401-407.

[93] SEYSTAHL K，STOECKLEIN V，SCHÜLLER U，et al. Somatostatin receptor-targeted radionuclide therapy for progressive meningioma：benefit linked to 68Ga – DOTATATE/– TOC uptake[J]. Neuro Oncol. 2016；18（11）：1538-1547.

[94. PREUSSER M，BRASTIANOS PK，MAWRIN C. Advances in meningioma genetics：novel therapeutic opportunities[J]. Nat Rev Neurol. 2018；14（2）：106-115.

[95] JI Y，RANKIN C，GRUNBERG S，et al. Double-Blind Phase Ⅲ Randomized Trial of the Antiprogestin Agent Mifepristone in the Treatment of Unresectable Meningioma：SWOG S9005[J]. J Clin Oncol. 2015；33（34）：4093-4098.

[96] WELLER M，ROTH P，SAHM F，et al. Durable Control of Metastatic AKT1-Mutant WHO Grade 1 Meningothelial Meningioma by the AKT Inhibitor，AZD5363[J]. J Natl Cancer Inst. 2017；109（3）：1-4.

[97] NAYAK L，IWAMOTO FM，RUDNICK JD，et al. Atypical and anaplastic meningiomas treated with bevacizumab[J]. J Neurooncol. 2012；109（1）：187-193.

[98] LOU E，SUMRALL AL，TURNER S，et al. Bevacizumab therapy for adults with recurrent/progressive meningioma：a retrospective series[J]. J Neurooncol. 2012；109（1）：63-70.

[99] KALEY TJ，WEN P，SCHIFF D，et al. Phase Ⅱ trial of sunitinib for recurrent and progressive atypical and anaplastic me-

ningioma[J]. Neuro Oncol. 2015；17（1）：116-121.

[100] 曹明，朱勋，朱晓明，等.非典型脑膜瘤患者无进展生存期影响因素的Meta分析[J].中华神经外科杂志，2020，36（6）：8.

[101] VOS KM，SPILLE DC，SAUERLAND C，et al. The Simpson grading in meningioma surgery：does the tumor location influence the prognostic value?[J]. J Neurooncol. 2017；133（3）：641-651.

[102] ZWECKBERGER K，HALLEK E，VOGT L，et al. Prospective analysis of neuropsychological deficits following resection of benign skull base meningiomas[J]. J Neurosurg. 2017；127（6）：1242-1248.

[103] ICHIMURA S，OHARA K，KONO M，et al. Molecular investigation of brain tumors progressing during pregnancy or postpartum period：the association between tumor type，their receptors，and the timing of presentation[J]. Clin Neurol Neurosurg. 2021；207：106720.

[104] LAVIV Y，BAYOUMI A，MAHADEVAN A，et al. Meningiomas in pregnancy：timing of surgery and clinical outcomes as observed in 104 cases and establishment of a best management strategy[J]. Acta Neurochir（Wien）. 2018；160（8）：1521-1529.

[105] BATTU S，KUMAR A，PATHAK P，et al. Clinicopathological and molecular characteristics of pediatric meningiomas[J]. Neuropathology. 2018；38（1）：22-33.

[106] HE W，LIU Z，TENG H，et al. Pediatric meningiomas：10-year experience with 39 patients[J]. J Neurooncol. 2020；149（3）：543-553.

[107] BOS D，POELS MM，ADAMS HH，et al. Prevalence，Clinical Management，and Natural Course of Incidental Findings on Brain MR Images：The Population-based Rotterdam Scan

Study[J]. Radiology. 2016; 281（2）: 507-515.

[108] BROKINKEL B, HOLLING M, SPILLE DC, et al. Surgery for meningioma in the elderly and long-term survival: comparison with an age- and sex-matched general population and with younger patients[J]. J Neurosurg. 2017; 126（4）: 1201-1211.

[109] FOKAS E, HENZEL M, SURBER G, et al. Stereotactic radiotherapy of benign meningioma in the elderly: clinical outcome and toxicity in 121 patients[J]. Radiother Oncol. 2014; 111（3）: 457-462.

[110] DROST J, CLEVERS H. Organoids in cancer research[J]. Nat Rev Cancer. 2018; 18（7）: 407-418.

[111] YAMAZAKI S, OHKA F, HIRANO M, et al. Newly established patient-derived organoid model of intracranial meningioma[J]. Neuro Oncol. 2021; 23（11）: 1936-1948.

[112] CHOUDHURY A, RALEIGH DR. Preclinical models of meningioma: Cell culture and animal systems[J]. Handb Clin Neurol. 2020; 169: 131-136.

[113] CHUKWUEKE UN, WEN PY. Medical management of meningiomas[J]. Handb Clin Neurol. 2020; 170: 291-302.

[114] OGASAWARA C, PHILBRICK BD, ADAMSON DC. Meningioma: A Review of Epidemiology, Pathology, Diagnosis, Treatment, and Future Directions[J]. Biomedicines. 2021; 9（3）.

[115] RUTLAND JW, DULLEA JT, SHRIVASTAVA RK. Future directions for immunotherapy in meningioma treatment[J]. Oncotarget. 2021; 12（22）: 2300-2301.

[116] MASUGI Y, ABE T, UENO A, et al. Characterization of spatial distribution of tumor-infiltrating CD8（+）T cells refines their prognostic utility for pancreatic cancer survival[J]. Mod Pathol. 2019; 32（10）: 1495-1507.

[117] 樊代明. 整合肿瘤学·临床卷[M]. 北京：科学出版社，
2021.